SUSAN ALBERS

*Der achtsame Weg
zum Idealgewicht*

Susan Albers

Der achtsame Weg zum Idealgewicht

50 Alternativen zum Essen als Seelentröster

Übersetzt von Michael Kambach

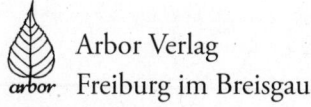

Arbor Verlag
Freiburg im Breisgau

Für Brookie –
mögest Du mit Geduld und Stärke gesegnet sein.

© 2009 Susan Albers
© 2013 der deutschen Ausgabe: Arbor Verlag GmbH, Freiburg
by arrangement with New Harbinger Publications, Oakland, CA

Die Originalausgabe erschien unter dem Titel:
50 ways to soothe yourself without food

Alle Rechte vorbehalten

2. Auflage 2019
(unveränderte Neuausgabe der 1. Auflage 2013 / ISBN 978-3-86781-085-2)

Titelfoto: © 2013 plainpicture/PhotoAlto
Lektorat: Lothar Scholl-Röse
Druck und Bindung: Kösel, Krugzell
Hergestellt von mediengenossen.de

Dieses Buch wurde auf 100 % Altpapier gedruckt und ist alterungsbeständig.
Weitere Informationen über unser Umweltengagement
finden Sie unter www.arbor-verlag.de/umwelt.

www.arbor-verlag.de

ISBN 978-3-86781-176-7

Inhalt

Einleitung — 9

1 Warum ist Essen so beruhigend? — 23

2 Erste Schritte — 35

3 Methoden der Achtsamkeitsmeditation — 47

  1 Momente der Achtsamkeit schaffen — 49

  2 Die Übung des Meditierens — 53

  3 Atmen Sie sich zu innerer Ruhe — 59

  4 Stärken Sie Ihr Durchhaltevermögen, um stressbedingtem Essen entgegenzuwirken — 65

  5 Loslassen — 70

  6 Den inneren Kritiker berichtigen — 75

  7 Ruhe im Hier und Jetzt — 78

  8 Achtsame spirituelle Momente — 81

  9 Virtuelle Glückseligkeit — 84

  10 Gefühle des Versteckspielens beenden — 88

4 Ändern Sie Ihre Gedanken, ändern Sie Ihre Essgewohnheiten 93

11 Tagebuchaufzeichnungen zur Stärkung
der Immunität Ihrer seelischen Verfassung 95

12 Ha-ha-Momente 101

13 Wenn Sie sich leer fühlen, entscheiden Sie
sich für die Ansicht, dass Ihr Glas halb voll ist 105

14 Den Trübsinn durch Tagträumerei vertreiben 109

15 Sorgen Sie sich auf achtsame Weise 113

16 Auf achtsame Weise abschalten 117

17 Die Scarlett-O'Hara-Methode 120

18 Finden Sie Ihre Schmusedecke 123

19 Beruhigende Affirmationen 126

20 Von der Perfektionistin zur Realistin 129

**5 Wohltuende Empfindungen
zur körperlichen Beruhigung und Entspannung** 133

21 Ihre Sinne verwöhnen 137

22 Wohltuende Düfte für Ihre Regeneration 140

23 Yoga für Anfänger 144

24 Im Fitnessstudio des Lebens schwitzen 147

25 Schlafen Sie drüber 150

26 Stress mit einem heißen Bad begegnen 153

27 Das Verlangen, zu essen, wegfegen 156

28 Den Karneval in Ihrem Kopf abstellen 158

29	Selbsthypnose	162
30	Seien Sie Ihr eigener Masseur	166

6 Entspannung durch Ablenkung 171

31	Emotionale Pflaster	173
32	Shoppen und Vergessen	176
33	Süßes fürs Gehirn	178
34	Strick es weg	180
35	Eine Liste der letzten Wünsche machen	182
36	Kunsthandwerkliche Wege, um sich selbst zu beruhigen	185
37	Den Cyberspace erforschen	188
38	Meditative Musik	190
39	Das Verlangen nach Essen ausjäten	193
40	Kleine mentale Herausforderungen	195

7 Entspannen Sie sich durch soziale Kontakte 199

41	Freundinnen	201
42	Werden Sie zum Blogger	206
43	Hilfreiche Mittel und Wege, um Luft abzulassen	209
44	Ganz allein mit einer Familienpackung Eiscreme	212
45	Ihr Haustier und bedingungslose Liebe	215
46	Versetzen Sie sich in die Rolle eines anderen	218
47	Blockaden für Essen aus Langeweile	221

48	Heilsame Berührung	224
49	Bieten Sie Ihre freiwilligen Dienste an	226
50	Kontakt herstellen, selbst wenn Sie sich unter der Decke verkriechen wollen	229

8 Tröstende Hilfe für den Notfall   231

Literaturverzeichnis   235

Danksagung   239

Autorin   241

Einleitung

An Tagen wie heute könnte ich alles essen, was nicht niet- und nagelfest ist. Ich ertappe mich dabei, wie ich in die Küche schleiche, nachdem ich die beiden Kinder ins Bett gebracht habe. Ich durchstöbere den Kühlschrank nach etwas zu essen. Ich rechtfertige mein Naschen, indem ich mir sage, dass ich nach einem solch harten Tag etwas Befriedigendes verdiene. Auf etwas herumzukauen gibt mir ein gutes Gefühl. Es bedeutet sofortige Glückseligkeit. Ich vergesse alle meine häuslichen Pflichten und den Stress. Und nachdem alle Überbleibsel der Mahlzeit vertilgt sind, habe ich immer noch das Gefühl, etwas anderes zu brauchen. Daher öffne ich eine Packung Kekse. Ich kann nicht aufhören zu essen, bis ich total vollgestopft bin. Warum fühle ich mich so gut, wenn ich esse, und anschließend so viel schlechter als zuvor?
RACHEL

Kommt Ihnen das bekannt vor? Wenn Rachel Trost braucht, braucht sie ihn jetzt! Ein meckernder Chef, anstrengende Kinder und nie endende Hausarbeit scheinen allesamt einen Augenblick lang zu verschwinden – genau so lange, wie sie am Essen ist.

Auf Kartoffelchips herumzukauen bereitet einen verführerischen Augenblick der Ruhe und des Trostes. Doch nur wenige Minuten, nachdem sie den letzten Krümel heruntergeschluckt hat, verschwindet der beruhigende Effekt, und sie ist voller Reue und Schuldgefühle. Rachels Beziehung zum Essen steht sinnbildlich für die Art und Weise, wie sich zuweilen tagtäglich die meisten Gefühlsesser fühlen. Essen besitzt eine erstaunliche widersprüchliche Macht. Es kann Sie entspannen und Ihre Nerven beruhigen und Sie gleichzeitig in den Wahnsinn treiben.

Wenn man isst, um sich zu trösten, nennt man das meist stressbezogenes oder gefühlsbedingtes Essen. Diese Begriffe beschreiben die Phasen, in denen Sie speziell deshalb essen, um ruhig zu werden, um sich zu betäuben oder um Ihre Gefühle aufzuheitern, in die Länge zu ziehen, zu mindern oder zu meiden. Nehmen Sie indessen zur Kenntnis, dass gefühlsbedingtes und stressbezogenes Essen zwei unterschiedliche Dinge sind. *Stressbezogenes Essen* bedeutet, Essen als Reaktion auf ein Gefühl der Überforderung oder der Verärgerung hin zu konsumieren. *Gefühlsbedingtes Essen* ist essen, nicht um Hunger zu stillen, sondern als Reaktion auf alle möglichen Gefühle, selbst angenehme wie Freude oder eine Überraschung. Ja, das ist richtig. Selbst gute Gefühle können zu übermäßigem Essen führen. Manchmal isst man, weil es einem ein gutes Gefühl vermittelt und man nicht will, dass dieses Gefühl aufhört. In Rachels Fall war für sie so ziemlich jede an sie gestellte zeitliche Anforderung ein Auslöser, aus emotionalen Beweggründen zu essen.

Rachels gefühlsbedingtes Essen wurde zu einem Problem. Derselbe Zyklus wiederholte sich immer und immer wieder. Stress. Ich brauche Trost. Ich muss etwas essen, muss Linderung verspüren, mich gut fühlen. Das positive Gefühl lässt nach. Das Gefühl der Reue. Ich muss innere Ruhe finden. Mehr Stress wegen Schuldgefühlen und Gewichtszunahme. Der Zyklus beginnt aufs Neue.

Obwohl Essen ein vorübergehendes emotionales Pflaster lieferte, war der Hauptnachteil, dass ihr Gewicht zunahm. Sie hasste es, sich auf die Waage zu stellen, denn jedes Mal, wenn sie sich wog, schien eine höhere Ziffer zu erscheinen. Es spielte keine Rolle, ob sie mehr oder weniger gestresst war. Jedes Mal, wenn sie sich gestresst fühlte, fing sie zur raschen Stärkung sogleich an zu essen. Rachel konnte nicht verstehen, warum sie sich dauernd nach Essen sehnte, um Trost zu finden, wenn ihr dies so viel Stress wegen ihres Gewichts bereitete. Es ergab einfach keinen Sinn.

Dieses Buch erläutert, warum Menschen wie Rachel – wie Sie und ich – in die Falle geraten, zur eigenen Beruhigung übermäßig zu essen. Es behandelt einige der Gründe, die gefühlsbedingtes Essen so verführerisch und tröstlich machen. Beim Lesen werden Sie einen genaueren Blick auf Ihr gefühlsbedingtes Essverhalten werfen, um es zu überwinden. Sie werden zudem einige praktische Lektionen lernen.

Wenn Sie Essen als Ihre Hauptquelle für Trost eliminieren wollen, müssen Sie im Grunde etwas Nützliches finden, das seinen Platz einnimmt. In diesem Buch befinden sich über fünfzig Tipps und Methoden, um genau das zu tun. Die ersten Methoden und Tipps basieren auf dem Konzept der Achtsamkeit, einem klinisch einwandfreien Verfahren, um sowohl Ihren Geist als auch Ihren Körper zu stillen und zu beruhigen. Darüber hinaus werden Sie achtsame Bewältigungsstrategien erlernen, die Ihnen helfen werden, Ihre Emotionen besser zu steuern. Einfach ausgedrückt: *Achtsamkeit* ist der Zustand bewussten Seins. Wenn Sie sich Ihrer Gefühle wirklich bewusst sind und auf unvoreingenommene Weise mit ihnen umgehen, können Sie gesunde Mittel und Wege finden, um mit allem Unbehagen umzugehen, das Sie womöglich durch Essen zu betäuben suchen. Verabschieden Sie sich vom Essen, um Trost zu finden, und begrüßen Sie es, Ihren Körper und Geist zur Bewältigung gefühlsbedingten Essens einzusetzen.

Mein Hintergrund

Sie werden beim Lesen dieses Buches feststellen, dass ich mich auf Klienten beziehe, mit denen ich in meiner psychotherapeutischen Praxis arbeite. Ich bin klinische Psychologin, habe an der University of Denver studiert und meine Habilitation an der Stanford University abgeschlossen. Ich habe die vergangenen zehn Jahre meinen Schwerpunkt auf die Behandlung von Klienten gelegt, die mit Essstörungen wie Diät halten, Körperwahrnehmung, Magersucht, Bulimie und Fresssucht zu kämpfen haben. Viele der Beispiele, die ich in diesem Buch verwende, sind den Erfahrungen und Geschichten meiner Klienten entnommen.

Das Rätsel des gefühlsbedingten Essens

Wenn ich traurig bin, esse ich.
Wenn ich mich durch meine Mutter irritiert fühle, esse ich.
Wenn ich über mich selbst verärgert bin, esse ich.
Wenn ich froh über mein neues Apartment bin, esse ich.
MELANIE

Bei vielen Essstörungen geht es in Wirklichkeit nicht ums Essen. Es geht darum, sich selbst zu beruhigen. Techniken zur eigenen Beruhigung sind Methoden, um Ihren Körper und Geist sowie Ihre Nerven zu beruhigen und zu entspannen. Es sind Handlungen, die Sie jeden Tag verrichten, um sich zu beruhigen. Der Grund, warum viele Bücher über Diät Menschen nur bis zu einem gewissen Punkt helfen, ist das Fehlen von Methoden zur Beruhigung. Allzu oft helfen sie ihren Lesern zunächst nicht, Gewicht zu verlieren. Wenn man dann Gewicht verliert, sagen sie ihren Lesern nicht, wie sie dies auf lange Sicht beibehalten können. Bücher über Diät beschäftigen sich nur mit dem, was man isst. Sie leiten einen an, ernährungsbedingte Veränderungen vorzunehmen. Doch viel zu oft befassen sie sich nicht mit den Gründen, warum man zu viel Essen konsumiert.

Manchmal geht es nicht darum, was man während einer Mahlzeit isst. Ihre Gewichtszunahme kann auf die extra Kalorien zurückzuführen sein, die von Stress oder gefühlsbedingtem Essen herrühren. Unglücklicherweise sagen Diätbücher selten, wie man Essen durch andere tröstliche und angenehme Mittel ersetzt. Noch bieten sie praktische und realistische Beispiele, wie man effektiv mit gefühlsbedingtem Essen umgeht. Ohne diese Komponenten wird es nahezu unmöglich, Ihr Gewicht zu managen.

Vielen Menschen wurden von klein auf sehr ineffektive Wege zur eigenen Beruhigung beigebracht. Bei diesen Ansätzen geht es hauptsächlich darum, einen Rettungsschirm zu finden, um die Dinge zu vermeiden, die einen plagen. Die Botschaft lautet, sich abzulenken, die Aufmerksamkeit auf Dinge zu richten, die sich gut anfühlen oder Zerstreuung zu suchen. Sich selbst zu beruhigen bedeutet typischerweise, zu Essen, Fernsehen, Glücksspiel, Alkohol, Arbeit, dem Internet oder zu Drogen zu greifen. Für kurze Zeit können diese Aktivitäten das Gefühl des Gestresstseins lindern. Auf lange Sicht gesehen sind sie allerdings zeitlich begrenzte Lösungen, die sogar zum Problem werden und zu Abhängigkeit führen können.

Stressbezogenes Essen, das Ihnen anfänglich helfen mag, nervöse Unruhe zu meistern, kann sich zu einem Problem der Fresssucht ausweiten und zur Quelle Ihres Leids werden statt zum Trost, das Ihr Elend erleichtert. Viele Menschen haben eine sehr niedrige Toleranz für Leid. Sobald sie sich unbehaglich zu fühlen beginnen, suchen sie umgehend nach irgendetwas, um dieses Gefühl loszuwerden. Doch was wirklich erforderlich ist, ist ein solider Weg, um diese unangenehmen Gefühle zu meistern und zu ertragen.

Jeden Tag finden Menschen viele Mittel und Wege, um sich selbst zu beruhigen. Einige sind hilfreich, andere sind es nicht. Aktivitäten wie Bewegung, ein Nickerchen zu machen oder einen Freund anzurufen sind gesunde Verhaltensweisen, um sich nach einem anstrengenden Tag zu entspannen. Andere Wege sind nicht gut für Sie und können Ihrer Gesundheit und Ihren Beziehungen schaden. Manche Verhaltensweisen zur Selbstberuhigung können nämlich auf lange Sicht gesehen sogar schädlich sein, wie beispielsweise stundenlanges Spielen am Computer oder sich mit Alkohol zu betäuben. Einige der Wege, wie sich Menschen mit Essen selbst beruhigen, werden im Folgenden besprochen.

Beispiele zur eigenen Beruhigung mit Essen

Diese Liste wird Ihnen einige Hinweise liefern, dass Sie womöglich Essen verwenden, um mit Ihren Gefühlen fertig zu werden. Diese Liste ist nicht vollständig, sondern bietet lediglich einige weitverbreitete Beispiele von Verhaltensweisen, denen Menschen nachgehen, wenn sie Essen verwenden, um mit Stress umzugehen:

- Essen versetzt Sie in einen tranceartigen Zustand oder betäubt Sie.
- Auf etwas herumzukauen und zu mampfen fühlt sich gut an.
- Äsen (zu essen, wenn man nicht hungrig ist, aber nicht damit aufhören kann) betäubt Sie.
- Das Fühlen jeglicher Emotion, sei sie positiv oder negativ, setzt Gelüste in Gang.

- Nach etwas zu essen zu suchen, aber nichts Befriedigendes finden zu können.
- Sich ausgesprochen erleichtert zu fühlen, wenn man isst.
- Ein intensives Bedürfnis nach etwas Wohlschmeckendem im Mund zu verspüren.
- Jede Emotion als Hunger wahrzunehmen. (Das macht es schwer, zu wissen, was man wirklich fühlt.)
- Essen als ein Weg, um sich zu entspannen.
- Sofort im Anschluss an ein stressiges Ereignis oder wenn man nervös ist zu essen.
- Eine Verbindung herzustellen und zu sagen: „Ich esse den Schokoriegel nur, weil ich so gestresst bin."
- Nahrungsmittel, die man nicht einmal mag, nur deshalb zu essen, weil sie da sind und man Trost braucht.
- Essen aus Langeweile.
- Trotz guter Ernährung die meiste Zeit eine innere Leere zu verspüren.
- Der Wunsch nach bestimmten Genussmitteln wie Schokolade, weil es die Stimmung zu verändern scheint.
- Das Zubereiten oder Einkaufen von Leckereien, damit man sie vorrätig hat, falls man sie „benötigt".
- Die Tendenz, bei wichtigen oder anstrengenden Ereignissen wie Familienzusammenkünften oder geschäftlichen Treffen übermäßig zu essen.
- Essen führt zu Schuldgefühlen, wenn Sie essen, um sich zu beruhigen, statt Ihren physischen Hunger zu stillen.

Für wen ist dieses Buch?

Dies ist ein großartiges Buch für alle Arten von Gefühlsessern. Falls Sie Essen verwenden, um sich zu beruhigen, lohnt es sich wirklich, alle Kapitel durchzulesen und die Methoden auszuprobieren. Wir haben alle irgendwann einmal die Erfahrung gefühlsbedingten Essens gemacht. Männer, Frauen, Teenager, Erwachsene – so ziemlich jeder verwendet Essen, um in gewissem Maße seine Emotionen zu regulieren. Das schließt normale Esser mit ein (Menschen, die keine Probleme mit Essen haben) sowie Menschen auf Diät und mit Essstörungen (Macht, 2008; Spoor et al., 2007).

Für manche Menschen spielt gefühlsbedingtes Essen eine untergeordnete Rolle. Es kommt nur selten und in geringfügigem Maße vor. Das Verschlingen eines Schokoladen-Brownies, um einen besonders schlimmen Fall des PMS-Syndroms zu bewältigen, ist ein gutes Beispiel. Das nervöse Mampfen von Popcorn während eines gruseligen Films ein weiteres. Es kann sogar eine akzeptable Schwäche sein, sich nach einem stressigen Tag den Bauch mit Eiscreme vollzuschlagen. Es mag alles in allem kein Problem sein, sich diese Art der Freude zu bereiten. Doch man sollte sehr vorsichtig sein, dass es nicht zu einer Angewohnheit wird. Genauso wenig wollen Sie jedes Mal, wenn Sie PMS oder einen schlechten Tag haben, nach Schokolade greifen, und dies zu Ihrer einzigen Methode machen, um sich selbst zu beruhigen. Es gibt andere effektive Optionen, wie ein heißes Bad nehmen, Bewegung oder Meditation. Diese Methoden gehen das Stressproblem direkter an und ihre Anwendung hinterlässt anschließend kein Gefühl der Schuld oder Reue.

Doch für viele andere Menschen ist Essen zur eigenen Beruhigung ein täglicher langwieriger Kampf. Sie tun es so oft, dass sie in einem Teufelskreis gefangen sind, aus dem sie nicht ausbrechen können. Falls Sie chronische Probleme mit Essen haben oder Nahrungsmittel verwenden, um sich selbst ruhig zu stellen, kann es sein, dass Sie an Fresssucht oder einer anderen Essstörung leiden.

Eine *Erkrankung an Fresssucht* ist im Allgemeinen gekennzeichnet durch häufiges und wiederholtes übermäßiges Essen, um Stress oder andere negative Gefühle zu lindern. Diese Störung kann vorliegen, wenn Essen Ihre Hauptbewältigungsstrategie ist, und Sie dies nicht bloß ab und zu tun. Sie mögen das Gefühl haben, dass Essen den Großteil Ihrer Zeit und Energie in Anspruch nimmt und Ihr Leben sich so sehr ums Essen dreht, dass es schwierig geworden ist, Ihren täglichen Aufgaben nachzukommen.

Falls Sie vermuten, einige Symptome dieser Essstörung (oder irgendeiner anderen Essstörung) zu haben, würden Sie davon profitieren, zusätzliche Hilfe und Behandlung von einem Psychotherapeuten oder einem Arzt zu erhalten, um sicherzustellen, dass Sie auf angemessene Weise mit dem Problem umgehen. Dieses Buch zu lesen ist ein großer erster Schritt, aber es ist auch wichtig, die richtige Art der Behandlung zu erhalten.

Und es ist ein fantastischer erster Schritt. Sie haben soeben ein neues Kapitel in Ihrem Leben aufgeschlagen. Sie haben begonnen, gesunde Wege zu erkunden, um mit dem Stress in Ihrem Leben umzugehen. Vergessen Sie nicht, dass es nicht leicht ist, Essen als Trostquelle aufzugeben. Es wird Zeit brauchen.

Geschlechtsspezifische Themen

Obwohl viele Beispiele in diesem Buch an Frauen gerichtet sind, gelten die Tipps für alle Gefühlsesser, sowohl für männliche als auch für weibliche. Wenn Sie ein Mann sind, können Sie sie auf sich anwenden und die Methoden maßschneidern, damit sie zu Ihrem Lebensstil passen. Falls Sie beispielsweise nicht gerne Gartenarbeit verrichten, stellen Sie vielleicht fest, dass Angeln vergleichbare positive Resultate bringt, wie unter dieser Methode aufgeführt – es bringt Sie dazu, nach draußen zu gehen und versetzt Sie in einen entspannten Zustand.

Es ist zudem wichtig, darauf hinzuweisen, dass dieses Buch viele Beispiele und Zitate von Menschen enthält, die das Problem haben, zu viel zu essen. Doch die Angewohnheiten, zu wenig oder eingeschränkt zu essen, sind ebenfalls mit Defiziten bei der eigenen Beruhigung verbunden. Falls Sie daher eingeschränktes Essen verwenden, um sich zu beruhigen oder um Ihre Emotionen zu kontrollieren, dann ziehen Sie stattdessen in Betracht, diese gesunden Bewältigungsstrategien zu verwenden.

Fünf hilfreiche Wege, sich selbst zu beruhigen

Die fünfzig Methoden zur inneren Ruhe in diesem Buch sind in fünf Hauptkompetenzbereiche unterteilt: Achtsamkeitsmethoden, Strategien zum Verändern Ihrer Gedanken, Strategien zum Entspannen Ihres Körpers, Ablenkungen finden und Unterstützung erhalten. Nachdem Sie in dieser Einleitung und in Kapitel 1 das Konzept der eigenen Beruhigung kennengelernt haben, werden Sie in Kapitel 2 die ersten Schritte erlernen. Danach werden Sie in Kapitel 3 etwas über die Grundprinzipien der Achtsamkeit lesen. Es folgt eine kurze Beschreibung, was dieses Buch für Sie bereithält.

Methoden der Achtsamkeitsmeditation

Unter *Achtsamkeit* versteht man das offene und akzeptierende hellwache Gewahrsein der eigenen Gefühle und Gedanken im Hier und Jetzt. Es ist sowohl eine Erfahrung als auch eine Einstellung. Das Konzept ist über 2500 Jahre alt und wird noch immer in modernen Therapien und Heilpraktiken verwendet. Es ist eingehend erforscht und klinisch erprobt, dass Achtsamkeitsmethoden sich heilend auf Körper und Geist auswirken (Baer, 2003; Prolux, 2008; Shapiro et al., 2008). Diese Methoden bringen Menschen bei, Unbehagen zu tolerieren, statt zu vermeiden.

In Kapitel 3 werden Sie lernen, wie man sich eine achtsame bewusste Haltung aneignet. Das moderne Leben ist so hektisch, dass viele Menschen ihre Tage wie Roboter durchleben und sich vieler der Gefühle, die in gefühlsbedingtem Essen münden, nicht bewusst sind. Wenn man achtsam ist, ist man sich seines Körpers und Geistes bewusst. Sie können Ihre Emotionen durch mitfühlende innere Selbstgespräche, Meditation und Atemübungen stillen.

Kompetenz in Achtsamkeit bietet einen realistischen Ansatz, denn oft ist es unmöglich, sich der Person oder des Ereignisses zu entledigen, das Ihnen Stress bereitet, wie beispielsweise ein unordentlicher Ehepartner oder ein schwieriger Auftrag. Sie müssen stattdessen lernen, mit Menschen und Ereignissen klarzukommen, die weiterhin Teil Ihres alltäglichen Lebens sein werden, auch wenn sie Sie in der Regel zum Wahnsinn treiben. Achtsamkeit ist eine perfekte Wahl, um innere Ruhe zu finden, denn sie ist eine leichte, unkomplizierte Alternative zum Essen.

Ändern Sie Ihre Gedanken und Ihre Essgewohnheiten

In Kapitel 4 werden Sie neue Denkweisen erlernen. Je mehr Sie sich Ihres Denkens bewusst sind, desto besser können Sie vermeiden, dass negative Gedanken stressbezogenes Essen auslösen. Achtsames Denken, Affirmationen, angeleitete Imagination und realistische Aussagen sind allesamt Methoden, die den Fluss verstörender Gedanken zu unterbrechen helfen, die stressbezogenem Essen zugrunde liegen. Positives Denken und optimistische Selbstgespräche können helfen, kontraproduktive Gedanken zu verändern, die nur dazu dienen, stressbezogenes Essen zu verschlimmern.

Wohltuende Empfindungen zur Beruhigung und Entspannung Ihres Körpers

Wenn Sie sich Ihres Körpers bewusst sind, lernen Sie zu verstehen, wie Ihr Körper auf Stress und Emotionen reagiert. In Kapitel 5 werden Sie lernen, wie man sich auf natürliche Weise ohne Zuhilfenahme von Essen entspannt. Sie können Ihren Körper als Werkzeug zur Heilung benutzen, indem Sie Selbstmassage, körperliche Übungen, Entspannungstechniken und Yoga praktizieren.

Achtsames Ablenken

Ablenkung ist hilfreich, wenn Sie einer Tätigkeit nachgehen, die unvereinbar mit Essen ist. In Kapitel 6 werden Sie sich über Aktivitäten Gedanken machen, die dafür sorgen können, sich zu beschäftigen, zu unterhalten und von der Küche fernzuhalten. Diese Ablenkungen können Ihre Stimmung heben, Ihre Aufmerksamkeit fesseln und können hinreichend stimulierend sein, um Ihr Verlangen nach Essen zu mindern. Achtsames Ablenken wird nicht angewendet, um Ihre Gefühle zu vermeiden, sondern um unproduktives Grübeln und negative Angewohnheiten zu unterbinden.

Wohltuender Rückhalt

Einer der besten Wege, um zu vermeiden, dass man in die Falle unbewussten Essens tappt, ist, hilfreichen gesellschaftlichen Rückhalt zu finden. Es gibt nichts Wohltuenderes, als die tröstenden Worte eines Freundes oder erneuten Kontakt mit der Welt herzustellen. Doch es kann schwierig sein, einen derartigen gesellschaftlichen Rückhalt zu finden. Kapitel 7 wird Ihnen einige konkrete Ideen geben, wie Sie andere um Hilfe bitten können, anstatt in Ihrem Kühlschrank nach Trost und Rückhalt zu suchen.

Übung ist Ihr bester Lebensretter

Es ist ganz wichtig, das Anwenden der Techniken zu innerer Ruhe in diesem Buch zu üben, bevor Sie sie benötigen. Sie können nicht damit rechnen, sie inmitten eines sehr heftigen Verlangens nach Essen in die Praxis umzusetzen, wenn Sie sie nicht zuvor geübt haben. Wenn Sie warten, bis Sie sie benötigen, ist das so, als würden Sie versuchen, Schwimmen zu lernen, während Sie am Ertrinken sind. Sie müssen ein starker Schwimmer sein, um eine riesige Welle von Emotionen zu bewältigen. Diese Techniken können zunächst einigen Aufwand erfordern oder sich unbehaglich anfühlen. Doch Sie sollten so gut darin werden, dass sie Ihnen wie selbstverständlich erscheinen werden, wenn Sie sie anwenden müssen.

Bewältigung statt Hochgefühle

Das übergreifende Ziel dieses Buches ist, Menschen zu helfen, das zu meistern, was ihr Verlangen nach gefühlsbedingtem Essen antreibt. Nehmen Sie bitte zur Kenntnis, dass das Ziel nicht darin liegt, all den Schmerz, den Stress und die Frustration auszumerzen, die Ihr Leben komplizert machen. Noch liegt das Ziel darin, Ihnen Vergnügen zu verschaffen. Mit anderen Worten erwarten Sie nicht, dass diese Übungen dazu führen, dass Sie sich ekstatisch, freudetrunken oder fröhlich fühlen. Diese Gefühle sind etwas ganz anderes als innere Ruhe zu finden und sich zu beruhigen. Betrachten Sie es als einen großen Erfolg, wenn Ihnen diese Methoden helfen, gefühlsbedingtes Essen zu vermeiden, zu reduzieren oder zu hemmen.

Östliche Philosophien sind eindeutig, was das Konzept des Leids betrifft. Wir leiden alle. Dem kann niemand entkommen. Aus diesem Grund sind Bewältigungsstrategien so wichtig. Wenn man versucht, Schmerz durch Betäubung oder Stimulierung von außen zu entkommen, kann man die Probleme ungewollt verschlimmern. Falls Sie aus emotionalen Gründen essen, ist das für Sie nichts Neues. Folglich kann es sein, dass Sie achtsame Stressbewältigung wirklich zum zentralen Fokus machen wollen. Lassen Sie dies Ihr Hauptziel sein.

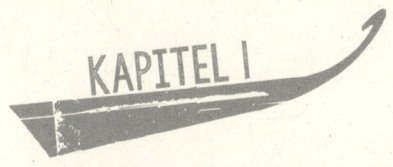

KAPITEL 1

Warum ist Essen so beruhigend?

Ich liebe Wohlfühlessen. Meine Lieblingsspeise ist hausgemachte Makkaroni mit Käse. Ich ziehe sie jederzeit einem Gourmetgericht vor. Diese kleinen Nudeln besitzen die erstaunliche Fähigkeit, mir ein warmes und behagliches Gefühl zu vermitteln, selbst wenn ich erschöpft bin.
Ich kann nicht verstehen, warum mir Wohlfühlessen ein so gutes Gefühl vermittelt. Vielleicht ist es etwas Biologisches? Oder vielleicht erinnert mich das Essen von klebrigen Macs mit Käse an meine Kindheit? Warum ist es, als würde ich mit einem Zauberstab über meiner Stimmung wedeln?
KENDRA

Stellen Sie sich einen Moment lang zwei Frauen vor, Jennifer und Cindy. Sie haben beide wegen ihres kritischen und irrationalen Chefs einen stressigen Arbeitstag gehabt. Jennifer beginnt Snacks zu essen, sobald sie zu Hause ankommt, um sich zu beruhigen. Cindy hingegen ruft einen Freund an, um wegen ihres schrecklichen Tages Dampf abzulassen. Warum bewältigt die eine Frau ihre Irritation, indem sie auf Snacks herumkaut, während sich die andere an einen Freund wendet, um Trost zu finden? Sie werden die Antwort in diesem Kapitel finden, das sich mit einigen Theorien befasst, wie sich gesunde und ungesunde Bewältigungsmechanismen entwickeln und aufrechterhalten werden. Sie lernen zudem, warum es so wichtig ist, eine andere Alternative als Essen zu finden, um Körper und Geist zu stillen.

Theorien über Selbstberuhigung

Selbstberuhigung ist ein Ausdruck, der durch Fachrichtungen in der Psychologie wie die Selbstpsychologie und die Abhängigkeitstheorie geprägt wurde. Diesen Fachrichtungen zufolge ist die Fähigkeit, Ihre Gefühle zu regulieren, zentral für Ihr Wohlbefinden. *Gefühle zu regulieren* bedeutet schlicht und einfach, dass Sie starke Emotionen wie Wut und Traurigkeit abfedern können. Sie können Dinge tolerieren, die Sie sehr bestürzen und stressen, ohne daran zu zerbrechen oder zusammenzubrechen. Sie haben vielleicht Menschen miterlebt, die sehr gut darin sind, sich selbst zu beruhigen. Sie scheinen in der Lage zu sein, Dinge loszulassen. Manchmal betrachten sie die angenehme Seite einer schwierigen Situation. Sie meistern Stress, ohne zu Methoden zu greifen, die die Dinge verschlimmern oder die ihnen schaden könnten. Sie sind zuversichtlich, dass die Dinge gut laufen werden, ganz gleich, was geschieht.

Genauso kennen Sie Menschen, die nicht oder kaum zur Selbstberuhigung fähig sind. Wenn sie auf ein Problem stoßen, zerbrechen sie wie eine Eierschale, die in Hunderte von Stücken zerbricht. Sie sind unfähig, die Stücke wieder zusammenzufügen. Das Problem kann dazu führen, dass sie gereizt oder nervös werden. Es mag ihnen schwerfallen, über das hinwegzukommen, was sie beunruhigt. In extremen Fällen können Menschen ohne Selbstberuhigungsvermögen manchmal nicht einmal mehr funktionieren. Es fällt ihnen schwer, morgens aufzustehen, zur Arbeit zu gehen oder sich um sich selbst zu kümmern.

Der Abhängigkeitstheorie zufolge sind Ihre primären Bezugspersonen die ersten Menschen, die Ihnen Selbstberuhigungsvermögen beibringen. Wenn Sie als Kleinkind hinfallen und das Knie aufschrammen, beginnen Sie, die fürsorglichen und beruhigenden Worte Ihrer Eltern zu verinnerlichen, während sie Ihnen auf die Beine helfen. Ihre Eltern helfen Ihnen auch, indem sie Sie wiegen und mit langsamer und besänftigender Stimme sprechen. Mag sein, dass sie zudem Ihr Knie küssen.

Wenn Sie als Erwachsener eine große Krise durchmachen oder ein emotionales Problem, haben Sie wahrscheinlich ein Repertoire an beruhigenden und besänftigenden Worten in Ihrer Erinnerung, die Sie verwenden können, um das Problem mit sich selbst durchzusprechen. Diese beruhigenden Worte wurden mit den besänftigenden physiologischen Reaktionen gepaart, die stattfanden, als Ihre Eltern Sie durch Wiegen beruhigten. Sich durch eine Krise durchzusprechen löst also in der Regel automatisch die Reduzierung Ihrer mit diesem Stress zusammenhängenden physiologischen Reaktionen aus. Vielleicht versuchen Sie auch, eine Umarmung von einer Ihnen nahestehenden Person zu bekommen. Eine Umarmung ist wohltuend, weil Sie mit der Berührung Ihrer Eltern als einer Quelle des Rückhalts und der Rückbestätigung aufgewachsen sind.

Wenn Sie Selbstberuhigung nicht frühzeitig von Ihren Eltern erlernt haben, wird Ihnen eine Umarmung vielleicht gar nicht helfen. Ohne frühzeitige Erfahrungen mit Selbstberuhigung wissen Sie zudem vielleicht nicht, wie Sie mit sich selbst reden müssen, um sich durch Ihre Gefühle durchzuarbeiten. Die Intensität Ihrer Emotion kann so gewaltig sein, dass Sie durch Ihre Gefühle paralysiert oder überwältigt werden. Falls dies Ihre gewohnheitsmäßige Reaktion auf stressvolle Situationen ist, wurden Ihnen die notwendigen Wörter zur Selbstberuhigung höchstwahrscheinlich nicht beigebracht. Viele Menschen mit Essproblemen haben große Schwierigkeiten, ihre Gefühle in Wörter zu fassen.

Obwohl es vielleicht Ihre Eltern waren, die den Weg für Ihr Selbstberuhigungsvermögen bereitet haben, waren sie nicht die einzigen Menschen, die die Entwicklung dieser Fähigkeit beeinflusst haben. Sie haben vielleicht andere Vorbilder in Ihrem Leben gehabt, die Ihnen beigebracht haben, wie man sich selbst beruhigt. Beispielsweise sprechen Klienten in der Therapie oft über Lob und Trost, die sie von einem geliebten Lehrer, Mentor oder Verwandten erhalten haben. Wenn sie sich allein fühlen oder mit Emotionen zu kämpfen haben, hilft ihnen oft die Erinnerung an die freundlichen Worte dieser wichtigen Person, um sich besser zu fühlen.

Manches hängt von Ihnen selbst ab. Sie bringen sich durch Ausprobieren selbst bei, wie man sich beruhigt. Vielleicht haben Sie sich einmal an einem besonders schlechten Tag die Bettdecke über den Kopf gezogen und sind im Bett geblieben. Es schien zu helfen. Mehr Schlaf hat Sie beruhigt und Sie sind in einer viel besseren Stimmung aufgewacht. Wenn Sie sich dann also das nächste Mal völlig gestresst fühlen, probieren Sie vielleicht dieselbe Methode aus. Vielleicht haben Sie auch einige Ziele erreicht, die Ihnen helfen, sich wohl in Ihrer Haut zu fühlen, wie einen Marathon zu laufen. Über diese Erfolge nachzudenken kann Ihnen helfen, sich besser zu fühlen, wenn Sie sich deprimiert fühlen.

Falls Sie nicht bereits eine solide Reihe von Fähigkeiten besitzen, ist es wichtig, jetzt an ihrer Entwicklung zu arbeiten. Die gute Nachricht der Abhängigkeitstheorie zufolge ist, dass es möglich ist, diese Fähigkeiten zu stärken. Das ist ein Grund, warum Menschen sich in Therapie begeben: um das zur Bewältigung stressvoller Ereignisse notwendige Selbstberuhigungsvermögen zu erlernen (oder wiederzuerlernen). Falls Ihre herkömmlichen Methoden nicht ausreichen, können Sie neue Wege erlernen, um sich zu trösten und zu beruhigen.

Warum Essen so wohltuend ist

In Ermangelung eines soliden inneren Selbstberuhigungsvermögens wird Essen zu einem weitverbreiteten Ersatz (Freeman und Gil, 2004; Macht, 2008; Spoor et al., 2007). Es gibt eine Reihe von Gründen, weshalb Essen die Rolle des Trösters einnimmt. Wir können die Tatsache nicht ignorieren, dass Menschen davon keinen Gebrauch machen würden, wenn es ihnen kein besseres Gefühl vermitteln würde. Hier sind einige der psychologischen und physiologischen Gründe, die erklären, weshalb Essen sich so gut anfühlt:

- **Biochemische Veränderungen im Körper.** Einige Nahrungsmittel erhöhen die Anzahl der Neurotransmitter im Gehirn oder rufen andere biochemische Veränderungen hervor, die Wohlbehagen verschaffen. Das ist oft der Grund, weshalb Menschen sich so zu Schokolade hingezogen fühlen. Schokolade steigert den Serotoninwert und den Wert anderer chemischer Substanzen, die stimmungsaufhellende Eigenschaften besitzen (Parker, Parker und Brotchie, 2006). Sie fühlen sich beispielsweise angeregter oder munterer, weil Schokolade Ihren Blutzucker erhöht; sie enthält zudem Spuren von Koffein. Essen kann also physiologische und biochemische Reaktionen in Ihrem gesamten Körper auslösen, die psychologisch angenehm sind.

- **Konditionierte Emotionen.** Gewisse Nahrungsmittel sind mental mit Emotionen verbunden. Denken Sie für einen Moment an das Gefühl, wenn Sie das Wort „Schokolade" aussprechen. Antizipation? Freude? Glück? Schuld? Sie fühlen diese Emotionen vielleicht, weil Sie meinen, dies empfinden zu müssen. Das kommt daher, weil Sie das Wort gepaart mit diesen emotionalen Worten in Werbungen und alltäglichen Konversationen gesehen oder gehört haben.

- **Feiern.** Essen ist eng verflochten mit der Idee von Feiern und Ferien. Wenn wir feiern, fühlen wir uns gut.

- **Angeborenes Verhalten.** Wir sind nicht die einzigen Kreaturen, die essen, um Wohlbefinden zu erlangen. Manche Tiere greifen nach Nahrung, um ihren Stresspegel zu regulieren. Wenn Ratten beispielsweise mit Stresshormonen injiziert werden, konsumieren sie mehr Zucker. Eine Untersuchung legt den Schluss nahe, dass wir, ebenso wie Ratten, zu Wohlfühlnahrung greifen, um unseren Stresshormonen zu einem Ausgleich zu verhelfen (Dallman et al., 2003).

- **Wohlfühlnahrung.** Einige Nahrungsmittel sind beruhigender als andere, besonders jene mit hohem Fett- und Zuckeranteil (Wansick, Cheney und Chan, 2003). Wohlfühlnahrungsmittel sind Nahrungsmittel wie Kartoffelbrei, Makkaroni mit Käse, Kartoffelchips und Hühnerauflauf – alles, was gut schmeckt und angenehm für Ihre Sinnesorgane ist. Wohlfühlnahrung ist oft eng verbunden mit der Kindheit. Sie kann Sie an die Gerichte Ihrer Mutter erinnern oder an Essen, das bei Geburtstagspartys serviert wurde, als Sie ein Kind waren. Wohlfühlnahrung ist häufig reich an Kohlenhydraten, was mit Empfindungen verbunden ist, die Ihnen ein Gefühl der Sättigung geben. Und wenn Sie sich satt fühlen, fühlen Sie sich behaglich.

- **Die Aufmerksamkeit von negativen Gefühlen ablenken.** Essen scheint negative Gefühle zu lindern, weil es Ihre Aufmerksamkeit von dem ablenkt und ableitet, was Sie bedrückt (Heatherton und Baumeister, 1991; Macht, 2008). Wenn Sie einer anderen Tätigkeit wie Essen nachgehen, bemerken Sie nicht so sehr, dass Sie sich schlecht fühlen. Hinzu kommt, dass Sie sich möglicherweise wegen Ihrer Essgewohnheiten schlecht fühlen, anstatt das schlechte Gefühl wegen des Problems zuzulassen, das Ihnen in Wirklichkeit Sorgen bereitet.

- **Langeweile unterbrechen.** Falls Sie ständig beschäftigt sein müssen oder gegen Langeweile ankämpfen, finden Sie vielleicht, dass Essen eine fesselnde Tätigkeit und daher wohltuend ist. Essen zu finden, darüber nachzudenken, was Sie essen wollen, es vorzubereiten und aufzuräumen erfordert eine Menge Energie. Diese Tätigkeiten fühlen sich zielgerichtet an und scheinen die Zeit auf produktive Weise auszufüllen.

- **Konditionierung.** Eltern verstärken oft unabsichtlich sehr früh im Leben eines Kindes die Verbindung zwischen Selbstberuhigung und Essen. Das Verwenden einer Flasche, um das weinende Baby zu stillen, ist das beste Beispiel. Eltern finden es leichter, eine Flasche zu verwenden, statt den Säugling zu wiegen oder ihm etwas vorzusingen, denn die Flasche (oder die Brust) funktioniert so gut. Wenn dieses Baby zum Kleinkind wird, gibt ihm seine Mutter einen Keks, um vom Schmerz eines aufgeschrammten Knies abzulenken. Wiederum wird Essen damit verbunden, dem Kind ein besseres Gefühl zu geben. Wenn Sie sich mit einem Keks verwöhnen, um Ihre Stimmung zu heben, hat wahrscheinlich früher jemand Essen verwendet, um Sie zu trösten.

- **Diät halten.** Menschen auf Diät sind anfällig für gefühlsbedingtes Essen (Polivy und Herman, 2005). Gefühlsbedingtes Essen bietet eine sofortige angenehme Belohnung, statt auf das entfernte Ziel hinzuarbeiten, gesünder und schlanker zu werden. Es erfordert viel Überlegung und Energie, das eigene Essverhalten zu zügeln. Wenn Sie gestresst sind, ist es möglicherweise zu viel verlangt, Mittel und Wege zu finden, Ihren Nahrungskonsum zu reduzieren, was zur Aufgabe Ihrer Diätpläne führen kann.

- **Stimulation.** Essen kann Ihnen ein gutes Gefühl vermitteln, weil es Sie stimuliert. Wenig stimulierende Zustände wie Langeweile steigern gewöhnlich den Nahrungskonsum. Bei einigen Menschen ist es allerdings unwahrscheinlicher, dass Traurigkeit und chronischer Stress zu vermehrtem Essen führen; es kann sogar zu Gewichtsverlust führen (Macht, 2008; Polivy und Herman, 2005).

- **Gewohnheit.** Wenn man irgendetwas wiederholt tut, wird es zur Gewohnheit. Aktivitäten, die sich vertraut anfühlen, selbst wenn sie ungesund sind, können wohltuend sein. Wenn Sie beispielsweise in Urlaub fahren und dann nach Hause zurückkehren, ist es wohltuend, wieder Ihrer alten Routine nachzugehen, ungeachtet der Tatsache, dass Sie lieber am Strand unter einer Palme sitzen würden.

- **Nachahmen.** Sie haben sich wahrscheinlich Ihre Bewältigungsstrategien von Ihren frühen Bezugspersonen angeeignet oder durch Beobachtung der Menschen um Sie herum. Menschen neigen dazu, das Essverhalten ihrer Bezugspersonen nachzuahmen (Wardle et al., 2002). Vielleicht haben Sie Ihre gestresste Mutter dabei beobachtet, wie sie sich immer auf eine Packung Tortilla Chips gestürzt hat, wenn sie von einem Besuch bei ihrer überkritischen Tante zurückkam. Oder vielleicht schlug ein Freund vor, ein Eis essen zu gehen, als Sie Trübsinn geblasen haben. Es kann sein, dass Sie sich die Angewohnheit, zur Beruhigung zu essen, durchs Fernsehen angeeignet haben. Viele Werbespots treiben den therapeutischen Wert von Nahrung als Masche voran, um Sie dazu zu bringen, ihre Produkte zu kaufen.

Warum also ist der wohltuende Effekt vorübergehend und letztlich erfolglos? Es ist schwierig, ja sogar manchmal unmöglich, die gerade richtige Menge an Nahrung zu essen, um sich wirklich behaglich zu fühlen. Essen ist nur bis zu einem gewissen Punkt ein Genuss. Wenn man über das Gefühl der Sättigung hinaus isst, bis man sich vollgestopft fühlt, verändert sich Wohlgefühl schnell in Unwohlsein. Manchmal herrscht eine zeitliche Verzögerung zwischen dem Genuss, den Sie beim Essen empfinden, und den physiologischen Reaktionen, die Ihr Körper nach dem Konsum und der Verdauung von Nahrung hat, ganz abgesehen davon, dass der Unterhaltungs- und Genusseffekt von Essen rasch nachlässt. Snacks zu essen mag Sie vorübergehend von Ihren Sorgen ablenken, doch das zugrunde liegende Gefühl kehrt umgehend zurück. Aus all diesen Gründen sind die wohltuenden Eigenschaften von Essen oft von kurzer Dauer.

Wie Sie gesehen haben, gibt es viele Gründe, weshalb sich Essen so wohltuend anfühlt. Manche dieser Gründe mögen Ihnen vertraut erscheinen. Sollte dem so sein, ist das in Ordnung. Während Sie dieses Buch lesen, behalten Sie einige der besonderen Gründe im Hinterkopf, weshalb Sie Essen verwenden, um sich zu trösten.

Wenn Ihr Selbstberuhigungsvermögen einen Schub benötigt

Physische und emotionale Probleme tauchen wahrscheinlich im Leben eines jeden Menschen auf, doch wenn Sie Selbstberuhigungsvermögen haben, sind Sie viel besser darauf vorbereitet, auf produktive Weise mit ihnen umzugehen. Das Leben ist voller Stress und Verantwortung. Die meisten Menschen brauchen einen Weg, um sich beinahe täglich zu beruhigen. Aus diesem Grund ist Essen ein derart übermäßig verwendeter Mechanismus. Sie sind immer selten mehr als fünfzig Meter von irgendeiner Form von Essen entfernt, sei es nun ein Warenautomat oder ein Fast-Food-Restaurant. Es ist legal, billig und leicht zu beschaffen. Die Probleme, die mit dem Konsum von Essen zur Selbstberuhigung verbunden sind, reichen von bloß lästig bis hin zu lebensbedrohlich.

- Das durch übermäßiges Essen verursachte Schuldgefühl ist gleichermaßen irritierend und frustrierend. Meine Klienten verbringen viele Sitzungen damit, über das Schuldgefühl und die Scham zu sprechen, die sie aufgrund des sich immer und immer wiederholenden Kreislaufs empfinden. Reue, Scham und Schuldgefühl können einem produktiven und angenehmen Leben im Wege stehen.

- Das Völlegefühl aufgrund übermäßigen Essens kann zu Trägheit, Unbehagen oder Übergewicht führen.

- Die durch Essen ausgelösten, zeitlich begrenzten Hochgefühle, gefolgt von Schuld oder dem ursprünglichen Stress, der Sie überhaupt erst veranlasst hat, zu viel zu essen, können sich problematisch auf Ihre Gemütslage auswirken und Ihr Selbstwertgefühl schädigen.

- Übermäßiges Essen kann zu Gewichtszunahme führen, was wiederum zu vielen gesundheitlichen Komplikationen und Problemen führen kann.

- Wenn Menschen kaum oder nicht fähig sind, sich selbst zu beruhigen, sind sie in extremen Fällen in einem ständigen Zustand der Verwirrung und des innerlichen Chaos. Alles bedeutet eine Krise. Freunde und Familienmitglieder haben das Gefühl, als würden sie in Ihrer Gegenwart wie auf Eiern gehen, weil Ihre Stimmungen heftig sind und unvorhersehbar sein können. Sie können unwissentlich zu einer Bedrohung für Ihre am meisten geschätzten, engen Beziehungen werden. Sie lassen vielleicht Ihre Frustration an der Ihnen am nahestehendsten Person aus oder legen die Bürde auf ihre Schultern, Sie zu trösten.

- Geringes oder kein gesundes Selbstberuhigungsvermögen ist charakteristisch für eine *Borderline-Persönlichkeitsstörung*. Menschen, die an dieser Störung leiden, legen ein selbstschädigendes Verhaltensmuster an den Tag, wie den chronischen Missbrauch von Alkohol oder das Verletzen ihres Körpers. Oder sie schaden ihren Beziehungen durch ihre Wut oder haben inadäquate Grenzen, was dazu führt, dass sie andere zurückweisen oder zu abhängig von einer anderen Person werden. Paradoxerweise kann Selbstverletzung für einige Menschen sogar beruhigend sein. Es lenkt sie von dem ursprünglichen Problem ab und versetzt sie in die Lage, den Schmerz direkt zu kontrollieren. Es ist ihre Art, sich zu beruhigen, selbst wenn es potenziell schädlich ist.
- Eine Reihe von klinischen Störungen sind mit Selbstberuhigungsproblemen verbunden. Suchtverhalten (Drogen, Alkohol, Spielsucht), Zwangsstörungen, Fettleibigkeit, Anorexie, Bulimie und Borderline-Persönlichkeitsstörung sind nur einige wenige Beispiele.

Wenn Ihr Selbstberuhigungsvermögen nicht gut entwickelt ist, kann dies ein großes Problem sein. Das Leben ist voller kleiner Probleme und hoher Hürden. Sie müssen einen gesunden Weg finden, sie zu meistern. Wenn Ihnen der Griff nach Essen zur Linderung von Stress bekannt vorkommt, machen Sie sich keine Sorgen. Das Üben der in diesem Buch angebotenen Hilfsmittel wird Ihnen helfen, die Kehrtwende zu schaffen.

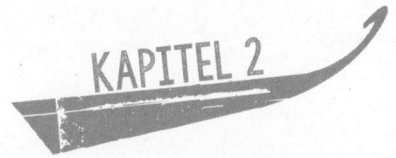

KAPITEL 2

Erste Schritte

Der Anfang ist der wichtigste Teil der Aufgabe.
PLATO

Gut, dann lassen Sie uns loslegen. Der Drang, aus Stress zu essen, kann uns jederzeit treffen – heute, morgen, nächste Woche. Sie müssen vorbereitet sein, bevor es geschieht. Selbst wenn Sie wissen, was zu tun ist, wenn Sie sich mies fühlen, ist es manchmal schwierig, den Stein ins Rollen zu bringen. Es kann schwierig sein, von der Couch herunterzukommen oder die Schachtel Kekse zuzumachen, selbst wenn Ihnen völlig bewusst bist, dass es helfen wird. Wenn dies Ihr aktuelles Problem zu sein scheint, können Sie darüber nachdenken, diese Aufgabe auf drei verschiedene Arten anzugehen: Sie können sich durch Achtsamkeit ändern, ganz kleine Schritte tun oder einen Sinneswandel vollziehen. Sie können diese Wege sogar in einer für Sie passenden Weise kombinieren.

Veränderung durch Achtsamkeit

*Sie können viel bemerken,
indem Sie einfach beobachten.*
YOGI BERRA

Eine achtsame Herangehensweise ist für die meisten Menschen ein guter Weg, um mit einer neuen Verhaltensweise zu beginnen, denn es erfordert nicht viel Mühe. Sie müssen zunächst nicht einmal Ihr Verhalten ändern. Deshalb können sich viele Menschen problemlos entscheiden, einen Anfang zu machen, indem sie eine achtsame Herangehensweise verwenden. Bevor Sie beginnen, erinnern Sie sich daran, dass die Suche nach Alternativen zum Essen zur Selbstberuhigung ein fortlaufender Prozess ist. Es besteht keinerlei Druck oder Eile. Folgen Sie Ihrem eigenen Tempo.

Der erste Schritt ist achtsames Beobachten. Versuchen Sie während dieser Phase nicht, Ihr Wohlfühlessen zu vermeiden oder zu reduzieren. Ihre einzige Aufgabe besteht darin, Ihre gesamte Aufmerksamkeit auf Ihr Essverhalten und Ihre Essgewohnheiten zu richten. Beobachten Sie nur – mindestens eine Woche lang (oder länger, falls Sie mehr Zeit benötigen) – und verfolgen Sie, was Sie veranlasst, zum Trost nach Essen zu greifen. Machen Sie sich Notizen, welche Signale Sie veranlassen zu essen. Das können Sie auf unterschiedliche Art und Weise tun, doch der beste Weg ist, ein Tagebuch zu führen, während Sie mit diesem Buch arbeiten.

Welche Umstände machen Sie am meisten anfällig? Sind da bestimmte Gefühle? Machen Sie es jeden Tag zur selben Zeit? Beobachten Sie einfach nur. Beginnen Sie, Ihre Verhaltensmuster zu verstehen. Denken Sie eingehend über das nach, was Sie über sich in Erfahrung bringen. Es mag Sie erstaunen, dass Sie Ihr gefühlsbedingtes Essen nur durch eingehende Selbstbeobachtung reduzieren können. Das ist nicht wirklich überraschend. Denken Sie nur einmal, wie viel härter Sie arbeiten, wenn Ihr Chef mit Ihnen im Zimmer ist. Wenn niemand zuschaut, ist es weniger wahrscheinlich, dass Sie 100 Prozent Ihrer Leistung einsetzen.

Sobald Sie ein besseres Gespür dafür haben, warum Sie zum Trost nach Essen greifen, wird es an der Zeit sein, zur nächsten Phase überzugehen: mit mehr Bewusstsein zu leben. Achten Sie in jedem Moment eingehend auf Ihre Emotionen und Ihren Körper. Sobald Sie den Drang verspüren, sich durch Essen zu trösten, nehmen Sie dieses Gefühl behutsam zur Kenntnis. Beobachten Sie es, ohne ihm zwangsläufig zu gehorchen. Halten Sie das Verlangen auf jeden Fall in Ihrem Tagebuch fest. Lesen Sie anschließend die Achtsamkeitsübungen in diesem Buch.

Die Achtsamkeitsmethode ist für viele Menschen hilfreich. Ein weiterer Weg, um einen Anfang zu machen, ist, es ruhig angehen zu lassen, indem man kleine Schritte macht.

Kleine Schritte machen

Wir können nicht alles auf einmal machen,
aber wir können sofort etwas tun.
CALVIN COOLIDGE

Verhaltensausformung ist ein weiterer Weg, um Verhaltensveränderungen anzugehen. Die Methode besteht darin, kleine Schritte in Richtung des Verhaltens zu machen, das Sie sich anzueignen wünschen. Nehmen wir beispielsweise einmal an, es wäre hilfreich, Ihr Tagebuch zu nehmen, wenn Sie das Bedürfnis verspüren, aus emotionalen Gründen zu essen, und über das, was Sie bedrückt, zu schreiben. Sie wissen bereits, dass es besser wäre, die

Fähigkeit einzusetzen, Dinge auf gesunde Weise zu bewältigen, statt Snacks zu verschlingen. Doch Sie fühlen sich einfach nicht motiviert, dies zu tun. Sie wissen, was Sie tun möchten, aber aus irgendeinem Grund scheinen Sie dazu nicht in der Lage zu sein.

In einer solchen Situation sollten Sie vielleicht in Betracht ziehen, sich selbst zu motivieren, indem Sie Ihr Verhalten ausformen. *Verhaltensausformung* ist eine Methode zur Modifizierung des Verhaltens. Sie hilft Ihnen, neue Verhaltensmuster anzunehmen, indem stufenweise Schritte belohnt werden, die Sie der kompletten Aneignung des gewünschten Verhaltens näher bringen. Richten Sie Ihre Aufmerksamkeit zunächst auf ein Verhalten, das eng mit den Tagebuchaufzeichnungen zusammenhängt. Nehmen Sie sich beispielsweise ein Blatt Papier und machen Sie sich rasch einige Notizen. Es müssen keine ganzen Sätze sein. Einige wenige Wörter oder Schlagwörter reichen aus. Jede Art von Gedanke ist ein guter Anfang. Sie können das Blatt Papier später immer noch in Ihr Tagebuch einfügen. Sie könnten auch rasch einige Wörter in Ihren Kalender schreiben.

Nachdem Sie ein wenig geschrieben haben, können Sie sich mit etwas Kleinem belohnen, das nicht aus Essen besteht. Es kann sehr bestärkend sein, sich selbst zu belohnen. *Bestärkung* ist ein effektiver Weg, ein gewünschtes Verhalten zu verstärken. Sie brauchen nicht immer eine materielle Belohnung wie einen neuen Lippenstift, eine Zeitschrift oder eine Tasse Kaffee. Sie können sich beispielsweise die Erlaubnis geben, morgens zehn Minuten länger zu schlafen oder sich in einem Schaumbad zu entspannen. Manchmal rührt effektive Bestärkung von dem guten Gefühl her, gerade mit der Arbeit an einer neuen Zielsetzung zu beginnen.

An diesem Punkt ist es wichtig, zu verstehen, dass Sie keine der Selbstberuhigungsmethoden perfekt auszuführen brauchen. Tun Sie einfach etwas, das dem Verhalten nahe kommt, das Sie anzunehmen wünschen, um den Stein ins Rollen zu bringen. Falls es Ihnen nicht schnell genug geht, kleine Schritte zu machen, probieren Sie die Methode aus, die als Nächstes beschrieben wird – einen Sinneswandel vollziehen.

Ein Sinneswandel

Hören Sie auf zu reden. Fangen Sie an zu gehen.
L. M. HEROUX

Ein Sinneswandel ist eine direkte Herangehensweise; es bedeutet die sofortige Aneignung des gewünschten Verhaltens. Man tut es nicht nach und nach. Man tut es sofort. Die Idee ist: Je mehr Sie sich der neuen Fähigkeit aussetzen, die Sie sich aneignen wollen, desto mehr gewöhnen Sie sich daran; das heißt, umso mehr wird es zur Gewohnheit. Es wird weniger fremdartig, es wird komfortabler und ist leichter umzusetzen, wenn Sie es praktizieren müssen.

Bei der Selbstberuhigung kann es für viele Menschen die beste Option sein, sich kopfüber in ein neues beruhigendes Verhalten zu stürzen. Wir warten oft zu lange, damit sich etwas richtig anfühlt, wenn es sich in Wirklichkeit erst nach einiger Übung komfortabel anfühlen wird. Es mag sich also zunächst unnatürlich oder unkomfortabel anfühlen, die neuen, in diesem Buch beschriebenen Methoden zur eigenen Beruhigung zu verwenden. Es kann sich sogar sehr seltsam anfühlen.

Lassen Sie uns zu dem vorhin erwähnten Beispiel der Tagebuchaufzeichnung zurückkehren. Doch in diesem Fall holen Sie sich Ihr Tagebuch sofort hervor, anstatt das Schreiben nach und nach aufzunehmen. Dann verpflichten Sie sich, zehn Minuten lang zu schreiben – auch wenn Ihnen nicht danach ist. Meist sind Sie froh, es getan zu haben, nachdem Sie angefangen haben.

Beim körperlichen Training wird dies oft empfohlen. Viele Menschen sagen, dass ihnen nie danach zumute ist, ins Fitnessstudio zu gehen. Gleichwohl fühlen sie sich nach einer Stunde Training großartig und sind froh, dass sie hingegangen sind. Mit der Zeit wird die Anwendung Ihrer neuen Gewohnheiten zur Selbstberuhigung zu einem routinemäßigen Verhalten, so wie das körperliche Training.

Wenn Sie die Gelegenheit verstreichen lassen, sich durch Essen zu beruhigen, lassen Sie sich so viel Lob zukommen wie möglich. Sie können auch einem Freund davon berichten, einem Familienmitglied oder irgendjemandem, der sich bewundernd über Ihre neu entdeckte Fähigkeit äußert. Sie können überlegen, sich dafür zu belohnen, das Richtige getan zu haben. Denken Sie daran: Sie arbeiten daran, die emotional lohnenden Aspekte des Essens zu reduzieren.

Stellen Sie eine Liste der Tipps zur Selbstberuhigung zusammen, die Sie gerne ausprobieren würden, als Hilfe, um die Techniken in Angewohnheiten umzuwandeln. Zeichnen Sie Ihre Erfolge auf. Halten Sie Lob für Ihre Bemühungen schriftlich fest. Falls Sie jemand sind, der etwas Konkreteres als Wörter benötigt, kleben Sie jedes Mal, wenn Sie neues Verhalten anwenden, einen kleinen Sticker auf.

Die Dinge direkt anzugehen, wird Ihnen zu erkennen helfen, dass neue Wege zur Selbstberuhigung nicht so schlecht sind, wie Sie vielleicht gedacht haben. Und Ihre Liste wird Ihnen helfen, sie in neue Verhaltensweisen umzuwandeln. Diese neue Denkweise kann Ihnen helfen, Dinge nicht länger zu vermeiden.

Planung

Welche Methode wird am besten für Sie funktionieren? Das kommt darauf an. Um diese Frage zu beantworten, müssen Sie sich selbst gut kennen. Falls Sie sich nicht sicher sind, wird Ihnen dieser Abschnitt helfen, es herauszufinden. Und selbst wenn Sie wissen, was für Sie funktionieren wird, ist es wichtig, zu planen, so als würden Sie Ihre Sachen für eine Reise packen. Ein wenig Zeit in die Vorbereitung zu investieren, um die Selbstberuhigungsmethoden in diesem Buch anzuwenden, wird helfen, den Prozess reibungslos verlaufen zu lassen. Es gibt zwei wichtige Schritte:

- **Prüfen Sie, wie es Ihnen geht.** Falls Sie derzeit mit gefühlsbedingtem Essen zu kämpfen haben, nehmen Sie sich jeden Morgen beim Aufstehen eine Minute Zeit, um zu prüfen, wie es Ihnen geht, und um eine Selbstberuhigungsvorhersage für den Tag zu machen. Das ist ein wenig wie den Wetterbericht zu hören, um die richtige Kleidung für den Tag auszuwählen. Wenn es kalt ist, werden Sie einen Pullover mitnehmen. Wenn es wahrscheinlich ein stürmischer, regnerischer Tag wird, müssen Sie die richtige Regenkleidung mitnehmen. Und wenn die Selbstberuhigungsvorhersage stürmisch ausfällt, nehmen Sie Ihr Tagebuch mit. Nehmen Sie die Telefonnummer von einer Person mit, die Sie später vielleicht anrufen möchten. Nehmen Sie dieses Buch zum Lesen mit, als ein rasches Stärkungsmittel oder zur Stärkung Ihrer Motivation.

- **Machen Sie eine Bestandsaufnahme.** Bevor Sie loslegen, machen Sie eine Bestandsaufnahme Ihres derzeitigen Selbstberuhigungsvermögens. Es ist wahrscheinlich, dass Sie auf natürliche Weise einige Ansätze entwickelt haben, die erfolgreich sind, um sich zu beruhigen. Anstatt zu essen, machen Sie beispielsweise ein Nickerchen oder Sie verbringen einige Zeit allein und machen etwas, das Sie beruhigt.

Nehmen Sie sich jetzt einen Moment Zeit, um Ihre Stärken und erfolgreichsten beruhigenden Aktivitäten aufzulisten. Wir richten zuweilen unsere Aufmerksamkeit zu sehr auf die Fähigkeiten, die wir nicht haben, und übersehen die, die wir besitzen. Falls Sie sich nicht sicher sind, welche Fähigkeiten zur Selbstberuhigung Sie haben, rufen Sie sich das letzte Mal in Erinnerung, als Sie einen schlechten Tag hatten. Was haben Sie getan, um sich besser zu fühlen? Schreiben Sie alle nicht mit Essen verbundenen Ansätze auf, die Sie verwenden, um mit einer schlechten Stimmung fertig zu werden. Denken Sie beim Lesen dieses Buches daran, wie Sie aus Ihren natürlichen Fähigkeiten Kapital schlagen oder wie Sie sie verbessern können. Vielleicht werden Sie die neuen Fähigkeiten, die Sie in diesem Buch erlernen, mit den Methoden verflechten, die Sie bereits verwenden.

Ist der Hunger emotionaler oder körperlicher Natur?

Wie man den Unterschied erkennt

Falls Sie sich nicht sicher sind, ob Sie essen wollen, weil Sie wirklich hungrig sind oder weil Ihre Emotionen beruhigt und besänftigt werden müssen, führen Sie eine rasche Selbstüberprüfung durch, bevor Sie anfangen zu essen. Fragen Sie sich, ob die folgenden Aussagen Ihren Hunger beschreiben. Zählen Sie anschließend zusammen, wie viele Male Sie diesen Aussagen zugestimmt haben. Stellen Sie fest, ob Sie mehr Aussagen unter der Rubrik emotionaler Hunger oder der Rubrik Bauchhunger beipflichten.

Emotionaler Hunger

Emotionaler Hunger wird durch einige oder alle der folgenden Verhaltensweisen charakterisiert:

- Ihr Verlangen zu essen kommt schnell und intensiv, wie ein An-/Ausschalter. Die Intensität Ihres Hungers kann in wenigen Momenten von null auf hundert gehen.
- Sie sind Anregungen gegenüber sehr offen (eine Kollegin sagt beispielsweise, dass sie einen Donut essen geht, und plötzlich klingt es in Ihren Ohren nach einer sehr guten Idee, einen Donut zu essen).
- Ihr Hunger nimmt mit bestimmten Gefühlen zu, insbesondere bei Stress.
- Sie können Ihre Optionen nicht abwägen. Ihr Hungergefühl ist so intensiv, dass es Ihnen egal ist, welche Optionen Sie haben – bis nach dem Essen.
- Ihr Hunger ist so groß, dass er Sie zu blindwütigem Essen drängt – mit anderen Worten, Sie schmecken Ihr Essen nicht wirklich oder essen auf automatische, mechanische Weise (beispielsweise indem Sie sich ohne Sinn und Verstand eine Packung Smarties, eins nach dem anderen, in den Mund schnipsen).
- Sie haben heftiges Verlangen nach einem bestimmten Nahrungsmittel, wie Schokolade oder Fast Food; etwas, das Sie lediglich sättigt, reicht Ihnen einfach nicht.
- Es ist schwierig, ein Gefühl der Befriedigung zu erlangen, und es scheint nicht damit verbunden zu sein, wie voll oder wie leer Ihr Magen ist.

- Vor dem Essen haben Sie oft den flüchtigen Gedanken, dass Sie sich nach dem Essen schuldig fühlen werden. Auch nach dem Essen fühlen Sie sich oft schuldig.

Bauchhunger

Wahrer physischer Hunger ist verbunden mit Blutzuckerwerten. Deshalb beruht Ihr körperliches Verlangen nach Nahrung auf dem, was Sie gegessen haben und wann Sie das letzte Mal gegessen haben.

- Sie bemerken, dass Ihr Verlangen nach Nahrung entsprechend der Uhrzeit und der Anzahl Ihrer gegessenen Mahlzeiten allmählich zunimmt. Zwischen Frühstück und Mittagessen nimmt Ihr Hunger beispielsweise in langsam steigendem Maße zu.

- Sie suchen nach etwas Sättigendem und sind vielen unterschiedlichen Optionen gegenüber offen, um diesen Hunger zu stillen, anstatt nach einem bestimmten Geschmack zu lechzen.

- Sie verspüren eindeutige Hinweise auf physiologischen Hunger, beispielsweise einen knurrenden Magen. Im Extremfall können Sie sich mürrisch fühlen oder sogar Kopfschmerzen bekommen.

- In der Regel hören Sie auf zu essen, wenn Sie gesättigt sind.

- Die Wahrnehmung Ihrer sich verändernden Körperempfindungen, wenn Sie beim Essen von Hunger zu Sättigung übergehen, löst ein Gefühl der Befriedigung aus.

- Sie wissen, dass das Stillen Ihres physischen Hungers als Treibstoff, der Sie nährt und am Leben hält, unerlässlich ist.

- Sie können eine Weile mit Essen warten, anstatt sofort zwanghaft essen zu müssen, wenn Sie den Drang oder das Verlangen danach verspüren.
- Ihr Hunger ist in keiner Weise mit Schuldgefühlen verknüpft. Sie wissen, dass Sie essen müssen, und Sie haben kein Problem damit.

Falls Sie mit mehr Aussagen unter der Rubrik emotionaler Hunger übereinstimmen als mit Bauchhunger, würden Sie mehr von einer Selbstberuhigungsmethode profitieren als vom Griff nach einem Snack.

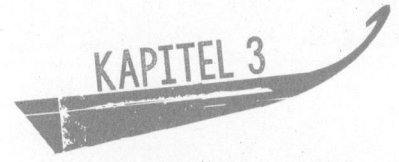

KAPITEL 3

Methoden der Achtsamkeitsmeditation

Methoden der Achtsamkeitsmeditation sind großartig, um Ihnen zu helfen, den starken Drang durchzustehen, aus emotionalen Gründen zu essen. Nehmen Sie aber bitte zur Kenntnis, dass diese Methoden das Verlangen oder das emotionale Unbehagen nicht restlos beseitigen. Leider ist eine derartige Beseitigung unmöglich. Wenn Sie in der Lage wären, alles Verlangen nach Essen aus Ihrem Leben zu verbannen, hätten Sie dies bereits getan. Doch Achtsamkeitsvermögen kann Ihnen helfen, das Verlangen durchzustehen, bis der Wunsch, aus emotionalen Gründen zu essen, vergeht und verschwindet.

Wie in der Einleitung erwähnt, ist *Achtsamkeit* eine Sichtweise. Es bedeutet im Wesentlichen, sich des gegenwärtigen Moments in offener und unvoreingenommener Weise voll und ganz bewusst zu sein. Viele Menschen fühlen sich aus unbewussten Beweggründen zu Essen hingezogen. Wenn sie die Dinge langsamer angehen lassen und wirklich darauf achten, was ihr Verlangen nach Essen auslöst, besonders wenn sie nicht hungrig sind, bekommen sie den Umgang mit ihrem Verlangen besser in den Griff.

Ihre Aufgabe in diesem Kapitel ist, Ihre mentale Kraft anzuwenden, um sich Ihres Verlangens nach Essen auf neue Weise ganz bewusst zu werden. Hören Sie auf, Ihr Verlangen mental zu verdrängen und sich dafür zu geißeln, dass Sie Nahrung als Beruhigungsmittel verwenden. Lassen Sie stattdessen Ihr Verlangen nach Essen zu. Lernen Sie es kennen. Untersuchen Sie es auf neugierige, aber unkritische Weise. Das mag kontraintuitiv klingen. Doch wenn Sie dies tun, werden Sie verstehen, weshalb Sie Trost brauchen. Nur dann können Sie genau die richtige beruhigende Aktivität wählen, die Sie genauso gut, wenn nicht sogar noch besser, wie Essen, beruhigen wird.

1 Momente der Achtsamkeit schaffen

Manchmal renne ich so geschäftig von einer Sache zur anderen, dass ich mir nicht einmal bewusst bin, was ich tue oder fühle. Ich stecke mir unbewusst Schokoladenküsse oder Smarties in den Mund. Später, wenn es zu spät ist, merke ich, dass ich Süßes genascht habe, weil ich besorgt und verärgert war. Wenn ich achtsam bin, genieße ich das Leben mehr, da ich wirklich präsent bin, wenn Dinge passieren, und ich sie nicht nur später analysiere. Bewusster zu sein, hat mich zudem zu erkennen gelehrt, wann ich achtlos esse, nur um mich zu trösten.
KELLY

Kelly mampft gedankenverloren eine Schüssel mit Chips. Es ist ihr sonntägliches Abendritual. Der Gedanke an den Montagmorgen und den Rest ihrer bevorstehenden Woche führt zu halbstündigem stressbedingtem Essen. Die Zeit vergeht wie im Fluge, während sie herumkaut und in einen tranceartigen Zustand versinkt. Plötzlich erwacht sie ruckartig daraus und erkennt, dass sie die gesamte Schüssel verputzt hat. Doch sie hat keinen einzigen Bissen wirklich geschmeckt. Automatisches, roboterartiges Essen ist für sie eine vertraute Tätigkeit. Manchmal verstrickt sich Kelly beim Autofahren so sehr in Grübeleien, dass sie zu ihrer Arbeitsstelle fährt, statt wie beabsichtigt zum Lebensmittelladen. Die gleiche Form der geistigen Abwesenheit ereignet sich, wenn sie beim Lesen eines Romans über ihre Kinder nachdenkt. Sie kann sich nicht daran erinnern, was sie soeben gelesen hat.

Für Gefühlsesser wie Kelly bieten routinemäßige Aktivitäten wie Essen eine erstklassige Gelegenheit, in einen anderen

Bewusstseinszustand zu schlüpfen. Die Aufmerksamkeit nur auf Ihre Gedanken zu richten und andere Empfindungen auszublenden, die in Ihrem Körper stattfinden, kann Sie sehr anfällig für stressbedingtes Essen machen. Es ist wahrscheinlich, dass Sie die Übersicht verlieren, warum Sie essen oder wie viel Sie zu essen beabsichtigen. Gefühlsbedingtes Essen kann zu einer derartigen Angewohnheit in Ihrem Alltag geworden sein, dass Sie sich vielleicht dabei ertappen, wie Sie da hineinrutschen, ohne zu erkennen, dass Sie es tun.

Das Mittel gegen das automatische Verrichten von Tätigkeiten, ganz gleich, ob es sich um Lesen, Autofahren oder stressbedingtes Essen handelt, ist, sie alle mit vollem Bewusstsein durchzuführen. Seien Sie sich jederzeit Ihres Körpers und dessen Empfindungen bewusst, statt Ihrem Geist zu erlauben, die Kontrolle zu übernehmen. Wenn Sie Auto fahren, achten Sie darauf, wie sich das Lenkrad in Ihren Händen anfühlt. Wenn Sie lesen, achten Sie auf das Geräusch beim Seitenumblättern. Seien Sie sich des gegenwärtigen Moments bewusst, um stressbedingtes Essen zu vermeiden. Wenn Sie meinen, dass Sie Gefahr laufen, stressbedingtem Essen nachzugehen, achten Sie genau darauf, was Ihr Körper macht. Richten Sie Ihre Aufmerksamkeit beispielsweise auf die Platzierung Ihrer Hände. Wie fühlen sie sich an? Sind sie kalt? Wo ruhen sie? Auf Ihre Empfindungen zu achten wird Ihnen helfen, in Kontakt mit den Gefühlen und Bewegungen Ihres Körpers zu bleiben, statt zuzulassen, dass Ihre Hand zum Trost automatisch nach Essen greift.

Üben Sie sich darin, Achtsamkeit in Ihre täglichen routinemäßigen Tätigkeiten zu bringen, wie beispielsweise beim Zähneputzen, Geschirrabwaschen oder Radfahren. Wahrscheinlich tun Sie diese Dinge so oft, dass sie automatisch ablaufen. Richten Sie Ihre volle Aufmerksamkeit auf diese Tätigkeiten: Beachten Sie die Seifenblasen und den Duft der Seife, während Sie Geschirr abwaschen. Richten Sie Ihre Aufmerksamkeit auf die kreisförmigen Bewegungen Ihrer Hände. Seien Sie geistig präsent und richten Sie Ihre Aufmerksamkeit auf jede Bewegung und Empfindung.

Wie können Sie von Gedanken abrücken, die Sie ständig zum Essen drängen? Die achtsame Antwort lautet, Ihre Aufmerksamkeit von Ihren Gedanken wegzulenken und sie auf Ihren Körper zu richten. Richten Sie Ihre Aufmerksamkeit auf das, was Ihr Körper tut und fühlt—wie beispielsweise Geh- oder Streckbewegungen oder die Temperatur des Abwaschwassers. Die folgenden Übungen werden Ihnen konkreter erläutern, wie man das macht.

Selbstberuhigungsmethode

Halten Sie inne und riechen Sie auf achtsame Weise die Rosen

Wahrscheinlich wäre ein gewöhnlicher Spaziergang eine hilfreiche Aktivität, um dadurch stressbedingtes Essen zu ersetzen. Doch Sie sollten versuchen, einen achtsamen Spaziergang zu machen. Es wird nicht nur Ihren Geist auf etwas anderes als Essen lenken, es wird auch helfen, Sie zu beruhigen und zu zentrieren.

Inwiefern unterscheidet sich ein achtsamer Spaziergang von einem gewöhnlichen Spaziergang? Nun, nehmen Sie beim Spazierengehen Ihre Umgebung wahr. Sehen Sie sich um. Gehen Sie langsam voran. Richten Sie Ihre Aufmerksamkeit darauf, wie sich Ihre Füße beim Aufsetzen auf dem Boden anfühlen. Schließen Sie für einen Moment die Augen. Richten Sie Ihre Aufmerksamkeit auf die Geräusche, die Sie hören. Dann öffnen Sie Ihre Augen und betrachten Sie alles um sich herum ganz genau. Benutzen Sie alle Ihre Sinne. Betrachten Sie alles, was Sie sehen, so als ob Sie die Szene jemandem mit verbundenen Augen beschreiben würden.

Werden Sie sich während dieses Spaziergangs Ihres Körpers und seiner Aktivitäten bewusst. Können Sie Ihren Herzschlag spüren? Wie ist Ihre Atmung? Wenn Sie das Geplapper Ihres Geistes zum Schweigen bringen und sich auf Ihre Empfindungen konzentrieren, werden Sie ruhiger werden. Wenn Sie das nächste Mal den Drang verspüren, aus emotionalen Gründen zu essen, machen Sie nicht einfach einen Spaziergang – gehen Sie auf achtsame Weise spazieren.

Selbstberuhigungsmethode

Verlassen Sie sich auf Ihre Sinne 5–4–3–2–1

Wenn Sie Probleme haben, Ihren Geist von Gedanken nach Essen zu befreien, versuchen Sie Ihre Aufmerksamkeit auf Ihre Sinne zu richten.

- Benennen Sie einen Duft, den Sie riechen können.
- Benennen Sie zwei Geräusche, die Sie hören können.
- Beschreiben Sie drei Empfindungen, die Ihr Körper fühlt, wie beispielsweise die Temperatur, die Beschaffenheit Ihres Pullovers, Ihre Füße auf dem Boden.
- Identifizieren Sie vier Farben, die Sie sehen.
- Benennen Sie sich selbst gegenüber fünf Dinge, die Sie vor sich sehen.

Wenn Sie damit fertig sind, werden Sie wahrscheinlich über nichts nachdenken, nicht einmal über Essen – es sei denn, das Essen steht direkt vor Ihnen. Falls Sie immer noch über Essen nachdenken, wiederholen Sie jeden Schritt, bis Sie bemerken, dass Ihre Gedanken weniger getrübt durch Verlangen nach Essen sind.

2 Die Übung des Meditierens

Essen, Essen, Essen. Ich denke oft an Essen. Wenn ich über all die Süßspeisen nachzudenken beginne, auf die ich Lust hätte, kann ich Süßes und Schokolade plötzlich nicht mehr vergessen. Diese Gedanken gehen mir wie ein Karussell im Kopf herum. Meditation ist das Einzige, das mir hilft, geistigen Frieden mit Essen zu schließen.
JOHN

Sie haben wahrscheinlich etliche Tricks ausprobiert, um den Käsekuchen zurück in den Kühlschrank zu befördern und aus Ihrem Geist zu verbannen: Sie haben ihn ignoriert, Sie haben vorzugeben versucht, er sei nicht da, haben sich selbst angefleht oder versucht, sich das Verlangen danach auszureden. Doch es ist keine leichte Aufgabe, Ihren Geist von mit Essen erfüllten Gedanken zu befreien.

Glücklicherweise ist Meditation eine hilfreiche Methode, um Ihren Geist zu klären, selbst wenn er an Essen anhaftet. Meditation hilft Ihnen, Ihren Essensgelüsten tief auf den Grund zu gehen. Sie lässt Ihren Geist wie einen stillen See erscheinen. Wenn Ihr Geist still und klar ist, können Sie den Grund sehen. Wenn er mit schmerzlichen und turbulenten Emotionen beschäftigt ist, ist es schwer, zu erkennen, was sich unterhalb der Oberfläche befindet oder was die Turbulenz verursachen mag.

Meditation mag als Scharlatanerie oder die neueste schicke New-Age-Mode erscheinen. Doch das ist sie nicht. Sie ist Tausende von Jahren alt und ist schlichtweg ein Verfahren, um sich selbst zu beruhigen, indem sie hilft, die natürliche *Kampf-oder-*

Flucht-Reaktion Ihres Körpers zu regulieren. Diese physiologische Reaktion tritt auf, wenn Sie gestresst sind. Ihr Körper macht sich bereit, zu kämpfen oder zu fliehen, was den Herzschlag und den Adrenalinfluss erhöht, Ihre Verdauungsprozesse verlangsamt, Blutgefäße verengt und Ihre Atmung beschleunigt. Meditation mildert diese Reaktion durch Hervorrufen ihres Gegenteils: der Entspannungsreaktion. Die *Entspannungsreaktion* kehrt die Kampf-oder-Flucht-Reaktion um, indem Ihre Herzschlagfrequenz und Ihre Atmung verlangsamt werden, Ihr Blutdruck gesenkt und Ihre Muskeln entspannt werden.

Das Beste an Meditation ist, dass sie kostenlos und leicht zu praktizieren ist und überall geübt werden kann. Meditation bietet viele psychologische und physische Vorteile (Baer, 2003; Brown, Ryan und Creswell, 2007; Davidson et al., 2003; Shapiro, 2008).

Psychologischer Nutzen von Meditation

- Reduziert Stress und Angst
- Steigert das Selbstwertgefühl
- Senkt Reizbarkeit und Launenhaftigkeit
- Führt zu mehr Ruhe
- Erhöht das Konzentrationsvermögen

Physischer Nutzen von Meditation

- Löst eine Entspannungsreaktion im Körper aus, verlangsamt die Herz- und Atmungsfrequenz
- Steigert den Serotoninwert, was hilfreich ist, da niedrige Serotoninwerte mit Depression, Angst, Übergewicht und Kopfschmerzen in Verbindung gebracht werden
- Vermindert die Produktion von Stresshormonen

- Führt zu verbessertem Schlaf
- Führt zu mehr Energie
- Steigert die Immunität gegenüber Krankheiten

Wie Sie sehen, sind diese psychologischen und physischen Vorteile für den Gefühlsesser die perfekte Medizin.

Selbstberuhigungsmethode
Formen der Meditation

Es gibt viele verschiedene Formen oder Methoden der Meditation. Wenn Sie nicht aufhören können, sich zwanghaft mit Essen oder dem Wunsch nach Linderung zu beschäftigen, versuchen Sie eine der folgenden Methoden. Finden Sie heraus, welche zu Ihrer Persönlichkeit passt und für Sie am hilfreichsten ist.

Konzentrations-Meditation

Eine Form der Meditation ist die Konzentration Ihrer gesamten Aufmerksamkeit auf einen einzigen Punkt. Dieser Punkt kann ein Bild oder ein Objekt sein. Beginnen Sie damit, ruhig zu sitzen und Ihre gesamte Aufmerksamkeit auf dieses Objekt zu richten. Betrachten Sie es eingehend und beschreiben Sie es. Es ist oft hilfreich, sich auf ein Detail zu konzentrieren, wie einen Teil des Bildes oder die Spitze einer Kerzenflamme. Je näher Sie dies betrachten, desto wahrscheinlicher ist es, dass Sie etwas sehen werden, was Sie zunächst nicht bemerkt haben.

Brooke isst beispielsweise häufig aus emotionalen Gründen. Sie begegnet ihrer emotionalen Essgewohnheit, indem sie ihre

Aufmerksamkeit auf eine Fotografie von Paris in ihrem Wohnzimmer richtet, statt in der Küche zu bleiben. Wenn sie den Drang zu verspüren beginnt, aus Stress zu essen, setzt sie sich direkt vor dieses Bild hin und richtet ihre gesamte Aufmerksamkeit auf die Spitze des Eiffelturms. Das ist etwa so, wie mit der Kamera heranzuzoomen. Sie richtet ihr Bewusstsein ausschließlich auf dieses Bild, statt auf die Bilder von Essen, die in ihrem Geist umherschwirren. Wenn Gedanken an Essen aufkommen, nimmt sie den Gedanken sanft zur Kenntnis, und verabschiedet sich dann von ihm. Anschließend richtet sie ihre Aufmerksamkeit wieder auf den Meditationspunkt. Sie fährt so lange damit fort, wie nötig, um sich beruhigen.

Mantra-Meditation

Bei der Mantra-Meditation richten Sie Ihre Aufmerksamkeit auf einen oder mehrere Klänge. *Mantras* sollen Ihre Gedanken von etwaigen negativen Selbstgesprächen in Ihrem Geist weglenken. Aussagen wie beispielsweise: „Ich kann dieses Gefühl nicht ausstehen!" sind *negative Selbstgespräche*. Ein Mantra kann ein Klang, ein Wort, eine Klangfolge oder auch ein Satz sein. Doch wie kann die Konzentration auf ein Mantra einer Person helfen, die aus emotionalen Gründen isst?

Es hilft, den Fokus Ihrer Aufmerksamkeit aktiv zu kontrollieren, indem er auf beruhigende Wörter gelenkt wird. Dieser Fokus ist ein völliger Kontrast zu den wahllosen Gedanken, die in Ihrem Kopf auftauchen und Sie oftmals zum Essen anregen, Gedanken wie beispielsweise: „Ich muss sofort einen Schokoriegel haben!"

Um zu beginnen, schließen Sie Ihre Augen und wiederholen Sie einen Klang oder eine Klangfolge. Sprechen Sie ihn laut aus. Im Sanskrit wird „Om" als die Vibration aller lebenden Dinge bezeichnet. Achten Sie darauf, wie es sich anfühlt, Ihre Lippen zu formen, wenn Sie dem Ton Ausdruck geben. Achten Sie darauf, wie Ihr Körper und Ihre Lippen vibrieren, wenn Sie den Klang hervorbringen. Falls Sie ihn nicht mögen oder falls er Sie nicht anspricht, probieren Sie einen vertrauteren Klang oder ein vertrauteres Wort aus. Sie können Wörter oder Wortfolgen wie „Frieden", „Ich bin okay", „Lass es zu", „Liebe" oder „Ich bin gegenüber dem, was ist, offen" verwenden.

Wenn Sie das Mantra mehrere Male in Folge wiederholen, werden Sie feststellen, dass Ihr Geist sich konzentriert und dass Sie sich auf die Bildung des Tons konzentrieren können. Es ist schwierig, mit dem Wiederholen des Mantras fortzufahren, wenn Sie über Ihr leeres Bankkonto oder irgendwelche anderen Sorgen nachdenken. Aber die Mühe lohnt sich. Im Wesentlichen helfen Mantras, den inneren Dialog zum Schweigen zu bringen, der wahrscheinlich zu Ihrem Stress beiträgt. Wenn der Dialog zum Schweigen gebracht wurde, können Sie rationaler über Essen nachdenken und anschließend den besten Weg erkunden, um sich zu trösten und zu beruhigen.

Achtsamkeits-Meditation

Diese Form der Meditation beinhaltet das Betrachten und Beachten Ihrer Gedanken und Emotionen. Sie lenken Ihre Aufmerksamkeit auf Ihre Gedanken, nicht weg von ihnen, so wie Sie es bei der Konzentrations-Meditation tun. Wenn Sie gründlich untersuchen, wie und warum Sie über Essen nachdenken, erhalten Sie ein besseres Verständnis Ihrer Emotionen, die Sie zu beruhigen suchen. Wenn Sie entdecken, was Sie wirklich plagt, können Sie einen effektiveren Weg festlegen, um sich selbst beruhigen.

Nehmen Sie sich für diese Übung eine Minute Zeit. Falls Sie mehr Zeit benötigen, ist das in Ordnung. Widmen Sie sich ihr anfangs nur für eine Minute. Lassen Sie das, was Sie tun, ruhen. Setzen Sie sich ruhig hin. Richten Sie Ihre gesamte Aufmerksamkeit auf Ihre Gedanken. Dann beobachten Sie einfach nur, wie Ihre Gedanken in Ihrem Kopf umherschwirren. Atmen Sie tief. Schließen Sie Ihre Augen, wenn Ihnen das hilft, sich zu konzentrieren.

Denken Sie jetzt an einen Zeitpunkt, an dem Sie vor Kurzem übermäßig gegessen haben. Sie können dies auch ausprobieren, wenn Sie gerade ein emotionales Verlangen nach Essen verspüren. Sie werden die Gedanken und Emotionen, die Sie bezüglich dieses Verlangens haben, einfach nur auf unvoreingenommene Weise beobachten.

Sie können sich als Hilfe bei dieser Meditation vorstellen, dass Sie ein Zuschauer bei einer Parade sind und aus einiger Entfernung zuschauen. Jeder Gedanke, den Sie haben, befindet sich auf seinem eigenen Umzugswagen. Vielleicht haben Sie Gedanken wir „Ich brauche Schokolade! Warum sollte ich sie nicht essen? Ich bin sowieso ein Versager, was gesundes Essen betrifft." Stellen Sie sich vor, dass diese Gedanken an einem Umzugswagen angeschrieben stehen. Beobachten Sie den Umzugswagen, wie er sich Ihnen nähert, vorbeifährt und in der Ferne verschwindet. Erlauben Sie Ihren Gedanken und Gefühlen so zu sein, wie sie sind. Wir versuchen zu oft, unsere Gedanken zu unterbinden oder zu verändern, indem wir uns sagen: „Hör auf, das zu denken!"

Fragen Sie sich stattdessen mit sanfter und aufgeschlossener Neugier: „Warum meine ich, Schokolade zu benötigen, um mich besser zu fühlen? Was ist heute passiert, dass diese Gedanken in meinem Kopf auftauchen?" Jetzt stellen Sie sich vor, dass Sie den Gedanken, der diesem folgt, auf den nächsten Umzugswagen platzieren. Beobachten Sie, welche Art von Gedanken weiterhin durch Ihren Geist ziehen. Sind es Gedanken der Schuld? Der Unvernunft? Der Wut? Einzelne Gedanken zu beobachten, verlangsamt Ihre automatischen Denkprozesse. Zudem hilft es Ihnen, sich selbst aus der Ferne zu beobachten, so dass Sie weniger in den Inhalt Ihrer Gedanken verstrickt werden.

3 Atmen Sie sich zu innerer Ruhe

Wenn ich bemerke, dass ich aus emotionalen Gründen esse und mich einfach nicht beruhigen kann, atme ich einige Male tief durch. Das scheint alle negativen Gefühle wegzufegen und verhindert, dass ich eine weitere Schüssel Eiscreme verputze.
MICHELE

Michele lag die meisten Nächte wach und machte sich über alles Sorgen, was ihr nur so in den Sinn kam: von Belanglosigkeiten, wie die Frage, ob sie das Licht in der Küche ausgemacht hat, bis hin zu größeren Sorgen, wie die Möglichkeit, dass der Gesundheitszustand ihrer Mutter sich verschlechterte. Spät nachts auf etwas herumzukauen, schien ihr zu helfen, sich zu entspannen und ihre Ängste loszulassen. Unglücklicherweise kamen dieselben alten Sorgen nach wenigen Minuten der Ablenkung durch Plätzchen und Milch, angefüllt mit Schuldgefühlen und einem Magen, der sich unangenehm anfühlte, wieder herangerauscht. Michele entdeckte jedoch, dass achtsame Atemübungen für sie das perfekte Mittel gegen stressbedingtes Essen sind.

Auch für Sie kann es eine hilfreiche Fähigkeit sein, achtsames Atmen zu erlernen. Erscheint es sonderbar, dass etwas, das Sie jede Minute Ihres Lebens tun, auch heilsam und therapeutisch sein kann? Achtsames Atmen lockt Ihre Aufmerksamkeit von beunruhigenden Gedanken und stressvollen Gefühlen weg. Statt Ihre Aufmerksamkeit auf den Inhalt der Worte in Ihrem Geist zu richten, die Sie anweisen, sich *jetzt sofort* Essen zu verschaffen, lenken Sie sie auf einen ganz anderen Monolog. Sie führen ein Selbstgespräch darüber, wie man gut atmet.

Versuchen Sie es einen Augenblick lang. Legen Sie das Buch weg, nachdem Sie die Anleitungen gelesen haben. Lenken Sie Ihre Aufmerksamkeit auf Ihre Atmung. Schildern Sie sich selbst, wie Sie die Luft einatmen – schnell, langsam, flach oder ob Sie Ihren Atem anhalten. Achten Sie darauf, wie Ihre Atmung sich verändert, wenn Sie aktiv über dieses automatische Verhalten nachdenken. Sobald Sie dies getan haben, nehmen Sie zur Kenntnis, wie Ihre Aufmerksamkeit sich auf Ihren Körper verlagert. Ihr Geist wendet sich vorübergehend von dem ab, worüber Sie gerade nachgedacht haben, um wahrzunehmen, was in Ihrem Körper vor sich geht. Das einfache Üben dieser Anleitungen befreit Ihren Geist davon, über Essen nachzudenken, selbst wenn es nur für einige Augenblicke ist.

Glücklicherweise müssen Sie nicht über jeden Atemzug nachdenken. Atmung ist eine Körperfunktion, die automatisch abläuft. Ihr Körper ist programmiert, sie selbstständig ablaufen zu lassen. Das Interessante an der Atmung ist, dass Sie das automatische System außer Kraft setzen können. Sie können Ihre Atmung beschleunigen oder verlangsamen. Sie können die Kontrolle übernehmen.

Die Fähigkeit, Ihre Atmung kontrollieren zu können, kann zu Ihrem Vorteil genutzt werden. Sie können Ihren Körper dazu bringen, zu glauben, dass Sie ruhen oder schlafen gehen. Das wird Ihren Körper darauf vorbereiten, sich zu entspannen, statt zu essen. Wenn Ihr Körper meint, er würde gefüttert werden, wird er Speichel produzieren, damit Sie die Nahrung kauen und schlucken können. Diese physiologische Reaktion bringt Sie einen Schritt näher ans Essen. Wenn Ihr Körper andererseits meint, Sie würden sich entspannen oder schlafen gehen, sendet er in Ihrem gesamten Körper die entsprechenden Signale zum Herunterfahren aus.

Achtsames Atmen kann zudem die Sauerstoffzufuhr in Ihrem Körper steigern, was Ihnen zu klarerem Denken verhilft. Rationales

Denken hilft Ihnen dabei, gute Alternativen zur Selbstberuhigung durch Törtchen und übrig gebliebene Makkaroni mit Käse zu entwickeln.

Falls Sie noch nicht davon überzeugt sind, dass Atemübungen eine heilende Kraft besitzen, denken Sie an die Lamaze-Atemübungen, die zur Schmerzbewältigung beim natürlichen Gebären verwendet werden. Wenn Atemübungen Frauen helfen können, mit den intensiven Schmerzen fertig zu werden, die die Geburt eines Kindes mit sich bringt, können sie Ihnen sicherlich bei allen möglichen emotionalen Turbulenzen helfen, die Sie durchmachen.

Selbstberuhigungsmethode
Atemübungen

Zuweilen scheuen sich Menschen vor Atemübungen, weil sie befürchten, dass sie viel Zeit in Anspruch nehmen. Das müssen sie nicht. Sie können so lang oder kurz sein, wie Sie sie haben möchten. Als zusätzlicher Bonus können Sie sie überall und jederzeit praktizieren, beispielsweise wenn Sie Auto fahren, auf Ihre Bestellung in einem Restaurant warten oder in Ihrem eigenen Wohnzimmer sitzen. Wählen Sie aus der untenstehenden Liste eine Übung aus, die zu Ihrer Stimmung passt.

Hier sind einige Tipps: Versuchen Sie diese Atemübungen zu praktizieren, wenn Sie sich nicht gestresst fühlen und nicht gerade dabei sind, aus emotionalen Gründen zu essen. Nehmen Sie bitte zur Kenntnis, dass es einige Übung erfordert, den vollen Nutzen daraus zu ziehen. Geben Sie nicht auf. Seien Sie auch darauf gefasst, dass Ihr Geist während dieser Übungen abschweift und abgelenkt wird. Das ist unausweichlich. Wenn dies passiert, lenken Sie Ihren Geist immer wieder auf die anstehende Aufgabe.

Die Atmung beruhigen. Dies ist gut für Menschen, die aus emotionalen Gründen essen und nach Essen greifen, um ihre heftigen Gefühle zu beruhigen. Wenden Sie diese Methode an, wenn Sie sich kurzatmig, ängstlich oder außer Kontrolle fühlen:

- Beginnen Sie zunächst Ihren Nacken und Ihre Schultern zu entspannen.
- Atmen Sie langsam durch die Nase und zählen Sie bis drei, während Sie einatmen.
- Tun Sie so, als ob Sie pfeifen wollten.
- Atmen Sie durch gespitzte Lippen und lassen Sie die Luft natürlich entweichen. Sie brauchen Ihre Atmung nicht zu verändern oder die Luft aus Ihren Lungen zu pressen.
- Stellen Sie sich vor, Sie würden Seifenblasen erzeugen.
- Wiederholen Sie das Ganze. Fahren fort, mit gespitzten Lippen zu atmen, bis Sie sich ruhiger fühlen.

Entspannendes Atmen. Dies ist gut für Menschen, die aus emotionalen Gründen essen und nach Essen greifen, wenn sie sich entspannen und abschalten wollen:

- Sie können sitzen oder stehen, was immer bequemer für Sie ist.
- Schließen Sie Ihre Augen, wenn Sie möchten.
- Beugen Sie Ihre Arme an den Ellenbogen. Ziehen Sie die Ellenbogen hinter dem Rücken zusammen. Strecken Sie Ihre Ellenbogen so weit wie möglich nach hinten.

- Verharren Sie einen Moment so und lassen Sie dann Ihre Arme seitlich herunterfallen.
- Atmen Sie tief ein.
- Halten Sie Ihren Atem an, während Sie bis drei zählen.
- Atmen Sie langsam aus.
- Lassen Sie die gesamte Luft ausströmen.
- Wiederholen Sie die Schritte 3 bis 6 so oft, wie nötig ist, um sich entspannter zu fühlen.

Reinigende Atmung. Dies funktioniert gut bei übermäßigen Essern, die negative Gedanken oder Sorgen ausräumen müssen.

- Setzen oder stellen Sie sich bequem hin.
- Atmen Sie langsam und tief durch die Nase ein.
- Halten Sie den Atem einige Sekunden an.
- Tun Sie so, als hätten Sie einem Strohhalm im Mund, und atmen Sie kurz kräftig und stoßartig durch die kleine Öffnung aus. Blasen Sie den gesamten Atem mit mehreren kurzen Stößen hinaus. Visualisieren Sie mit jedem Atemausstoß, wie Sie alle Schadstoffe, schädlichen Gedanken oder Sorgen herausblasen, so lange bis Sie Ihre Lungen durch diese kurzen, heftigen Stöße geleert haben. Stellen Sie sich vor, wie alle Ihre schädlichen Gedanken und Sorgen in eine Lache auf dem Boden fallen.
- Wiederholen Sie die Schritte 2 bis 4 sechs bis zehn Mal.

Energie gebende Atmung. Dies funktioniert gut bei übermäßigen Essern, die zwecks schneller Energie, um Dinge aufzuschieben oder aus Langeweile nach Essen greifen:

- Stellen Sie sich bequem hin.
- Heben Sie Ihren Arme und recken Sie sie drei Mal gerade und hoch nach oben. Dann lassen Sie sie herunter.
- Strecken Sie dabei Ihre Arme jedes Mal ein wenig weiter nach oben.
- Richten Sie Ihre Aufmerksamkeit auf Ihre Atmung.
- Atmen Sie tief und natürlich. Ihre Atmung braucht nicht verändert zu werden.
- Strecken Sie Ihre Arme seitlich auf Schulterhöhe aus und rotieren Sie sie zehn Mal in einer weiten, kreisförmigen Bewegung.
- Nun rotieren Sie sie zehn Mal in die andere Richtung.
- Als hilfreiches Bild können Sie sich Ihre Arme als Windmühlenflügel vorstellen.

Einminütiges achtsames Atmen. Erinnern Sie sich daran, oft tief zu atmen. Schreiben Sie „Atme tief" auf einen Zettel und kleben Sie ihn an Ihren Badezimmerspiegel. Bringen Sie einen weiteren Zettel an Ihrem Computerbildschirm an und einige weitere an anderen Orten, wo Sie sie oft sehen werden. Senden Sie sich selbst eine E-Mail oder SMS mit der Mitteilung, tief zu atmen. Tun Sie, was immer nötig ist, um sich daran zu erinnern, diese Energie gebende Atmung zu praktizieren.

Stärken Sie Ihr Durchhaltevermögen, um stressbedingtem Essen entgegenzuwirken

Ich liebe Blaubeerkuchendonuts. Ich träume sogar nachts davon. Heute war ich völlig gestresst. Ich dachte, ich könnte mir einen gönnen. Vielleicht würde ich mich ein wenig besser fühlen. Ich habe einen gegessen. Nichts. Ich habe noch einen gegessen. Wieder nichts. Nachdem ich fünf Donuts gegessen hatte, habe ich mich schrecklich gefühlt. Warum habe ich nicht nach dem ersten Donut aufgehört? Warum hat der erste nicht dafür gesorgt, dass ich mich besser fühle, wenn sie das für gewöhnlich tun?
SARAH

Die Fähigkeit des achtsamen Beobachtens kann sehr hilfreich im Umgang mit dem sein, was meine Klienten die „emotional bedingte Suche nach Essen" nennen. Menschen, die aus emotionalen Gründen nach Essen suchen, suchen solange, bis sie etwas gefunden haben, das gut schmeckt. Sie hoffen, dass sie sich befriedigt oder besser fühlen werden, wenn sie das richtige oder perfekte Essen finden. Die Absicht des Suchenden ist, inneren Trost und Ruhe zu finden, und nicht einen hungrigen Magen ruhig zu stellen. Der aus emotionalen Gründen Suchende ist hungrig, aber nicht nach Essen.

Die eigentliche Frage lautet: Worum geht es bei emotionalem Hunger? Sind Sie einsam? Gestresst? Nervös? Was verdeckt oder betäubt das Essen für Sie? Wenn Sie die Antwort wüssten, könnten Sie das entdecken, womit Sie sich besser fühlen würden. Ein Donut kann nicht einmal ansatzweise Ihr Bedürfnis nach Verbundenheit erfüllen. Einen Freund anzurufen kann das beste Mittel gegen Einsamkeit sein. Deshalb ist es ganz wichtig, achtsamer darauf zu sein, was Ihnen Ihr Verlangen nach Essen zu sagen versucht.

Um die Frage nach Ihren wirklichen Bedürfnissen zu beantworten, versuchen Sie dieses Verlangen nach Essen zu entschleunigen und sich damit auseinanderzusetzen, anstatt lediglich darauf zu reagieren. An diesem Punkt Ihres Lebens ist Essen zur eigenen Beruhigung zu einer reflexartigen Reaktion geworden. Sie verspüren das Verlangen, aus emotionalen Gründen zu essen, und folgen dann sogleich und automatisch diesem inneren Verlangen. Wie können Sie sich also entschleunigen, um zum Kern Ihres Bedürfnisses nach Wohlbefinden vorzudringen?

Selbstberuhigungsmethode

Auf den emotionalen Abstand achten

Gehen Sie auf achtsame Weise auf Ihren Hunger ein. Arbeiten Sie daran, bewusst zu wählen, wie Sie sich beruhigen werden, anstatt Ihren automatischen und gewohnheitsmäßigen Verhaltensmustern zu folgen. Um dies zu tun, ist es oft hilfreich, einen Abstand zwischen dem Hungergefühl und der Reaktion darauf zu schaffen. Ihre Aufgabe bei dieser Übung besteht also darin, das zeitliche Intervall, den Abstand zwischen dem Bemerken des Hungers und der Reaktion darauf, zu verlängern. Wahrscheinlich liegt er zwischen fünf und zehn Minuten. Ein derartiges Intervall gibt Ihnen Zeit, Ihre Optionen auszuloten und bewusst zu entscheiden, was Sie tun wollen: dem Verlangen, aus emotionalen Gründen zu essen, nachzukommen oder etwas anderes zu tun, als zu essen.

Wenn Ihr Verlangen nach Essen in Wirklichkeit emotionaler statt physischer Natur ist, wird Ihr Wunsch zu essen nachlassen, wenn Sie etwas zu tun finden, das Sie von Essen ablenken wird. Wenn Ihr Geist vollständig auf etwas anderes konzentriert ist, vergeht die Zeit unbemerkt wie im Flug. Ihnen ist wahrscheinlich auch aufgefallen, wie Ihre Emotionen sich mit der Zeit dramatisch verändern. Achten Sie darauf, wie Ihr Verlangen nach Essen im Laufe der Zeit an Intensität verliert, wenn es nicht auf wirklichem Hunger basiert.

Machen Sie es zu Ihrem Ziel, den zeitlichen Abstand zwischen dem Bemerken des Hungers und der Reaktion darauf zu verlängern. Befragen Sie zunächst Ihren Körper. Bewerten Sie Ihren emotionalen Hunger auf einer Skala von 1 bis 10, wobei 10 das stärkste Verlangen nach Essen bedeutet. Ihre Aufgabe bei dieser Übung besteht darin, das zeitliche Intervall, den Abstand zwischen dem Bemerken des Hungers und der Reaktion darauf, zu verlängern. Wenn Sie ihn auf fünf bis zehn Minuten ausweiten können, wird Ihnen das Zeit geben, Ihre Optionen auszuloten.

Selbstberuhigungsmethode

Versuchen Sie, eine rasche Atemübung zu machen

Bei dieser Methode arbeiten Sie daran, von einem Moment zum nächsten mit dem Drang fertig zu werden, aus emotionalen Gründen zu essen. Das Verlangen kann überwältigend werden, wenn Sie meinen, Sie müssten es für einen längeren Zeitraum, wie beispielsweise eine oder zwei Stunden, aushalten, ohne darauf einzugehen. Es fühlt sich sehr viel machbarer an, wenn Sie sich darauf konzentrieren, von einem Moment zum nächsten damit fertig zu werden. Irgendetwas eine Minute lang zu tun, ist machbar.

- Lenken Sie Ihre gedanklichen Inhalte von „Ich muss jetzt essen" auf positivere, affirmative Gedanken, die Sie darin bestärken, das Verlangen kommen und gehen zu lassen. Richten Sie Ihre Aufmerksamkeit darauf, von einem Moment zum anderen damit fertig zu werden. Vielleicht stellen Sie fest, dass Ihr Geist diesen Prozess bekämpft, indem er sagt: „Das wird nicht funktionieren." Solche Gedanken werden dazu führen, dass Sie festgefahren bleiben. Sagen Sie sich stattdessen „Ich werde es versuchen."

- Atmen Sie langsam ein und sagen Sie etwas, das Ihre Stärke und Standhaftigkeit widerspiegelt. Sagen Sie sich einen dieser Sätze: „Ich bin stark", „Ich schaffe das", „Es geht mir gut ohne Essen" oder „Ich werd's überleben".

- Atmen Sie langsam aus und sagen Sie einen Satz, der erkennen lässt, dass dieses Gefühl sich verändern wird. Verwenden Sie Sätze wie: „Ich warte geduldig, dass es sich verändert", „Ich kann durchhalten", „Das dauert nicht ewig" oder „Ich kann einen Moment nach dem anderen nehmen".

- Widmen Sie sich dich dem eine Minute lang. Prüfen Sie am Ende dieser dann, wie Ihr Körper sich anfühlt. Wie groß ist Ihr emotionaler Hunger auf einer Skala von 1 bis 10 jetzt?

- Fragen Sie sich, ob Sie sich dieser Übung eine Minute lang widmen können.

- Die Intensität Ihres Verlangens nach Essen wird entweder zurückgehen oder etwas nachlassen, auch wenn es nur ein klein wenig ist. Sie werden Ihr Vertrauen stärken, dass Sie okay sein werden, wenn Sie nicht dem Verlangen folgen, sich zu betäuben oder durch Essen zu befriedigen.

Falls es Ihnen schwerfällt, sich auf Ihre Atmung zu konzentrieren, füllen Sie den Abstand zwischen dem Bemerken Ihres Hungers und Ihrer Reaktion darauf mit achtsamem Beobachten. Zählen Sie die Anzahl der Fliesen auf dem Fußboden oder an der Decke.

Oder finden und benennen Sie alles im Zimmer, was blau ist. Sie können auch einige Ihrer eigenen Ideen verwenden, um den Abstand zu füllen. Überprüfen Sie anschließend erneut, wie groß Ihr emotionaler Hunger auf einer Skala von 1 bis 10 ist.

5 Loslassen

Ich machte mir heftige Vorwürfe, zum Abendessen eine fette Vorspeise bestellt zu haben. Ich habe sie nicht gebraucht und habe mir dadurch meine Diät vermasselt. Ich habe mir zum hundertsten Mal gesagt: „Hör einfach damit auf!" Die rationale Seite meines Gehirns wusste, dass dies der beste Plan war. Doch jetzt kann ich nichts mehr dagegen tun. Wenn ich mir etwas in den Kopf setze, scheine ich nicht in der Lage zu sein, davon abzulassen.
SAMANTHA

Loslassen ist eine Handlungsweise, bei der Sie sich davon befreien, die Situation kontrollieren zu müssen. Sie hören auf, sich zu sagen, wie es sein sollte, und Sie konzentrieren sich darauf, wie die Dinge gerade jetzt sind. Diese Haltung erlaubt Ihnen, sich neuen Einsichten gegenüber zu öffnen. Wenn Sie Probleme so sehen, wie sie wirklich sind, können Sie beginnen, neue Wege zu finden, sie anzugehen.

Es kann einige Übung erfordern, das Verlangen loszulassen, aus emotionalen Beweggründen zu essen, und nicht darauf einzugehen. Samantha, eine 31-jährige Gymnasiallehrerin, verspürte den starken Drang, jedem Verlangen nachzukommen. Sie war nicht in der Lage, Gedanken über Essen aus ihrem Geist zu verbannen. Manchmal war sie buchstäblich nicht in der Lage, ihre Schüssel Müsli wegzustellen, bevor sie sich nicht entweder emotional besser fühlte oder bis die gesamte Packung Müsli völlig aufgebraucht war. Wenn das geschah, fühlte sie sich vollgestopft und sehr unbehaglich. Dann ärgerte sie sich über sich selbst und fand andere Wege, sich selbst emotional zu quälen.

Gefühlsesser mögen entdecken, dass es ihnen schwerfällt, viele Dinge loszulassen, nicht nur ihr Schuldgefühl wegen ihrer blindwütigen Essepisoden. Es schadet Ihnen oft mehr, an etwas festzuhalten, das Sie stört oder ärgert, als das eigentliche Ereignis, das Ihren Ärger ausgelöst hat. Über Dingen zu schmoren, die Sie einfach nicht ändern können, kann ein mächtiger Auslöser für emotional bedingtes Essen sein.

Selbstberuhigungsmethode

Die Methode des Einfangens und Freilassens

Stressige Gedanken und Verlangen nach Essen loszulassen, ist ein wenig wie Fische zu fangen und sie wieder freizulassen. Im Gegensatz zum traditionellen Fischen, bei dem der Fisch gefangen und behalten wird, wird der Fisch bei der Methode des Fangens und Freilassens vorsichtig vom Haken genommen und sofort ins Wasser zurückgeworfen. Die Kunst besteht darin, dies schnell zu tun, ohne den Fisch zu verletzen. Dies ist eine gute Analogie für das Einfangen und Loslassen Ihrer Gedanken. Wenn Sie ein verstörender Gedanke beunruhigt oder Ihr Geist am Verlangen nach Essen anhaftet, dann stellen Sie sich vor, Sie würden eine Angelschnur auswerfen, den Gedanken fangen, einholen und ihn anschließend sofort freilassen.

Diese Methode ist beruhigender, als zu versuchen, Ihren Hunger lediglich zu ignorieren. Wenn Sie Ihre Gedanken über bestimmte Nahrungsmittel oder Ihr Verlangen, aus Stress zu essen, einfach von sich weisen, kommt es zu einem mentalen Machtkampf. Beseitigen Sie den Machtkampf, indem Sie behutsam erkennen, dass Ihr Verlangen, aus emotionalen Gründen zu essen, aktiviert wurde. Dann setzen Sie sich damit auseinander, indem Sie den folgenden Dialog als ein Modell für Ihren eigenen inneren Dialog verwenden.

Übungsdialog

Einfangen: Ich muss etwas zu essen finden.

Loslassen: Oh, da ist ein Gedanke über Essen.

Einfangen: Hm, welche Speisereste könnte ich mir wohl aufwärmen?

Loslassen: Nur weil ich meine, essen zu müssen, bedeutet das noch lange nicht, dass ich auch etwas essen muss.

Einfangen: Brauchst du auch nicht! Du solltest keine Snacks essen, du Vielfraß!

Loslassen: Das war ein Werturteil.

Einfangen: Warum gehe ich so hart mit mir ins Gericht?

Loslassen: Ein Gedanke ist nur ein Gedanke. Ich brauche ihm keinen Glauben zu schenken.

Selbstberuhigungsmethode

Luftpolsterfolie zerdrücken

Wenn Sie sich dabei ertappen, zu essen, weil Sie wütend sind oder weil Sie eine starke Emotion loslassen oder rauslassen müssen, dann kann es sehr therapeutisch sein, Luftpolsterfolie zum

Platzen zu bringen. Der erforderliche Druck, um das Plastik zu zerdrücken und das Geräusch, das der Kunststoff macht, können befreiend sein.

Selbstberuhigungsmethode
Über emotionale Steine springen

Diese Übung können Sie am Ufer eines Gewässers machen, am Meer, an einem See, einem Fluss oder an einem Bach. (Falls es in Ihrer Nähe weder einen See noch einen Fluss gibt, verwenden Sie Ihre Vorstellungskraft.) Sammeln Sie ein paar kleine, relativ flache Steine. Dann werfen Sie jeden Stein übers Wasser und bringen ihn zum Hüpfen. Dabei schleudern Sie den Stein wie einen Frisbee, aber parallel zur Wasseroberfläche, sodass er auf der Oberfläche aufhüpft. Wenn man es richtig macht, wird man den Stein auf dem Wasser mehrmals aufhüpfen sehen. Jeder Stein steht für ein Gefühl. Stellen Sie sich vor, Sie würden das Gefühl, das Sie beunruhigt, wegwerfen.

Selbstberuhigungsmethode
Atmen, um loszulassen

Wenn es Ihnen schwerfällt, von Ihrem Verlangen nach Essen abzulassen oder wenn Sie von negativen Gedanken oder Gefühlen überflutet werden, die Sie verfolgen, versuchen Sie die folgende Übung:

- Atmen Sie drei Mal tief und langsam ein.
- Ändern Sie Ihre Körperhaltung. Es ist sehr wahrscheinlich, dass Ihr Körper unbewusst eine Haltung eingenommen hat, die Ihr gegenwärtiges Gefühl widerspiegelt. Wenn Sie beispielsweise deprimiert sind, haben Sie wahrscheinlich eine gebeugte Haltung. Es ist wichtig, Ihre Körperhaltung zu verändern, um sich dazu zu verhelfen, dieses Gefühl loszulassen. Falls Sie gesessen haben, stehen Sie auf.
- Schütteln Sie Ihren gesamten Körper: Ihre Hände, Schultern, Arme, Hüften, Gesäß und Oberschenkel.
- Sagen Sie sich dabei: „Ich lasse alles los, was vor sich geht."
- Stellen Sie sich vor, Ihre Gedanken würden von Ihnen abfallen, während Sie Ihren gesamten Körper schütteln.
- Atmen Sie drei Mal tief und langsam ein.
- Wiederholen Sie das Ganze drei Mal.

6 Den inneren Kritiker berichtigen

„Du bist so ein Idiot! Du bist so fett! Wie konntest du das nur essen?" Leider sind dies einige der gemäßigteren Gedanken, die ich habe. Du wärest geschockt, wenn ich dir sagen würde, wie ich mich selbst beschimpfe, wenn ich zu viel esse oder meinem Verlangen nachgebe. Ich würde meinen schlimmsten Feind nicht so beschimpfen.
MICHELE

Nichts löst stressbedingtes Essen so sehr aus wie Ihre eigene negative Selbstkritik. Es sind manchmal nicht Ihr Ehepartner oder nicht einmal Ihr Chef, die Sie in Rage versetzen. Es ist Ihr ureigener innerer Kritiker, der Sie ausrasten lässt. Ihr einziger Rettungsanker scheint zu sein, sich mit Essen zu beruhigen. Eiscreme und Schokoladenkuchen kritisieren Sie nicht, sondern nur Sie selbst.

Dieser innere Kritiker kann einen Teufelskreis in Gang setzen. Ihre Selbstkritik führt zu Scham- und Schuldgefühlen. Aus diesem Grund greifen Sie nach Essen, um Ihre kritischen Gefühle zu besänftigen. Doch dann kritisieren Sie sich wieder für Ihren Wunsch, zu essen, und der Kreislauf beginnt von Neuem. Beachten Sie, dass es die Selbstkritik Ihres eigenen Verhaltens ist, die mitunter diesen Kreislauf in Gang hält. Der Trick ist, den inneren Kritiker zu bemerken, aber nicht auf ihn zu hören. Geben Sie sich jedes Mal einen sanften kleinen Stupser, wenn Ihnen bewusst wird, dass Ihr innerer Kritiker gerade das Wort ergreift.

Wenn Sie Essen verwenden, um die harten Urteile Ihres inneren Kritikers zu übertönen, ist es hilfreich, Mitgefühl zu haben. Mitgefühl für sich selbst zu haben, bedeutet, sich selbst gegenüber gütig, unvoreingenommen und mitfühlend zu sein. Diese Mentalität erlaubt Ihnen, sich selbst gegenüber aufrichtig zu sein. Wenn Sie sich mit Ihren Beurteilungen zurückhalten, sind Sie aufgeschlossener zu verstehen, weshalb Sie diese Gefühle haben. Selbstkritik führt andererseits dazu, Ihren Gedanken aus dem Weg zu gehen oder sie zu unterdrücken. Mitgefühl für Sie selbst hilft Ihnen nachzuvollziehen, warum Essen aus emotionalen Beweggründen Ihnen Trost bereitet.

Selbstberuhigungsmethode

Mitgefühls-Meditation

Beginnen Sie Mitgefühl unter Verwendung der uralten Liebende-Güte-Meditation zu praktizieren. Sie ist eine altbekannte Meditationsform, die auf den Buddha zurückgeht. Nur wenige Minuten dieser Meditation stärken nachweislich Ihr Gefühl der Verbundenheit mit anderen und führen zu mehr positiven Gefühlen (Hutcherson, Seppala und Gross, 2008).

- Sie beginnen, indem Sie liebevolle Worte und Gedanken an sich selbst richten. Besinnen Sie sich darauf, während Sie diese Worte aussprechen, dass Sie diese Form der Fürsorglichkeit verdienen. Richten Sie danach Ihr Mitgefühl auf andere. Dies schließt all jene mit ein, die Ihnen nahestehen. Richten Sie im Anschluss daran Ihr Mitgefühl auf die ganze Welt. Das mag sich anfangs künstlich oder unbehaglich anfühlen. Sie sind es vielleicht nicht gewohnt, an andere Menschen zu denken, die Sie nicht kennen. Sie wissen vielleicht nicht, wie man mit sich selbst spricht, ohne zu kritisieren. Durch Wiederholung wird es leichter werden. Hier ist die einfache Methode, um sich selbst liebende Güte zu senden:

- Fangen Sie an, indem Sie sich bequem hinsetzen. Suchen Sie sich einen ruhigen Platz. Entspannen Sie sich. Lassen Sie Ihren Geist ruhig und still werden. Wiederholen Sie die folgenden Sätze innerlich oder sprechen Sie sie laut aus, wenn das hilft:

    Möge ich mit mir im Reinen sein.

    Möge ich Freude in mir und beim Essen empfinden.

    Möge ich entspannt und gesund sein.

    Möge ich Liebe für mich und meinen Körper empfinden.

    Möge ich Frieden und Ruhe in mir finden, anstatt sie in Essen zu suchen.

    (Sie können einen weiteren Satz hinzufügen, der Ihnen wichtig erscheint.)

- Richten Sie die Aussagen zunächst an sich selbst.
- Wenn Sie sie das nächste Mal aufsagen, richten Sie Ihre Aussagen an einen guten Freund, z. B. Möge meine Freundin Jessica mit sich im Reinen sein.
- Richten Sie sie als Nächstes an eine neutrale Person (wie einen Bekannten).
- Dann senden Sie sie an einen schwierigen Menschen.
- Senden Sie Ihre Aussagen abschließend an das gesamte Universum.

 **Ruhe im Hier und Jetzt**

Ich fahre in meinem Auto. Es ist ein prachtvoller Tag und ich bin so glücklich, wie man es nur sein kann. Im Radio kommt ein Lied, das mich an meinen Exmann erinnert. Es ist das Lied, zu dem wir bei unserer Hochzeit getanzt haben. Ich beginne, mich an meinen Hochzeitstag zurückzuerinnern, und denke über meine beste Freundin nach, die meine Trauzeugin war. Sie ist jetzt mit meinem Exmann verheiratet. Ich koche augenblicklich vor Wut. Meine Knöchel werden weiß, während ich das Lenkrad umfasse. Es spielt keine Rolle, dass es sich vor zehn Jahren abgespielt hat oder dass ich jetzt wieder glücklich verheiratet bin. Das Verrückte daran ist, dass sich verglichen mit dem, wie es vor fünf Minuten war, nichts geändert hat. Ich gehe zum x-ten Mal alle Ereignisse in meinem Geist durch, die zur Scheidung führten. Als ich zu Hause ankomme, habe ich mich noch nicht beruhigt und gehe auf und ab. Ich öffne die Tür zur Speisekammer, obwohl ich eigentlich nicht hungrig bin. Ich muss auf etwas herumkauen – egal was –, um aufzuhören, über meinen Exmann und meine beste Exfreundin nachzudenken!
JANE

Der Prozess bei Jane zeigt die komplexe Beziehung zwischen Gedanken und emotionsbedingtem Essen. Vergangenen Fehlern und Reuegefühlen nachzuhängen oder der Versuch, sie mental nachzubearbeiten, kann Sie geradewegs in einen emotionalen Fressrausch stürzen. Genau das ist Jane passiert. Sie hat sich in Gedanken vom gegenwärtigen Moment wegbewegt, um vergangenen Ereignissen nachzuhängen, die sie nicht ändern konnte.

Nur über ihrer Vergangenheit zu schmoren, hat ihr genügend Unbehagen bereitet, um emotional bedingtes Essen auszulösen.

Den Fokus auf die Gegenwart zu richten – ihre glückliche Ehe und ihre augenblicklichen Gefühle – hätte Jane geholfen, Kontrolle über ihr emotionales Essverhalten zu erlangen. Ihre erste Ehe mochte vorbei sein, doch ihr emotionales Essverhalten trat jetzt in diesem Moment auf. Das Einzige, worüber sie wirklich Kontrolle hat, ist ihre Fähigkeit, eben diesen Moment zu verändern.

Es kann einen zum Wahnsinn treiben, sich zwanghaft mit nicht zu ändernden Aspekten der Vergangenheit oder mit Sorgen über eine Zukunft zu beschäftigen, die man nicht kontrollieren kann. Zudem tritt man leicht weg und kaut gedankenverloren auf etwas herum, wenn der Geist in längst vergangene Zeiten abschweift. Ihren Geist in der Gegenwart verankert zu halten, in dem, was im Hier und Jetzt geschieht, kann Ihnen helfen, ruhig zu bleiben.

Selbstberuhigungsmethode

Im gegenwärtigen Moment verbleiben

Wenn Sie sich zwanghaft mit der Vergangenheit oder mit Sorgen über die Zukunft beschäftigen, versuchen Sie Ihre Gedanken auf diesen Moment zurückzubringen. Hier sind einige Ideen, wie man das tun kann:

- Verankern Sie Ihren Geist im Zimmer. Falls Sie eine bildliche Vorstellung benötigen, stellen Sie sich vor, einen schweren Anker auf den Fußboden zu werfen. Visualisieren Sie den Anker an Ihren Füßen. Lassen Sie Ihren Geist nicht aus dem Zimmer driften, wenn Sie diese Übung ausführen.

- Haben Sie als Kind jemals das Spiel „Ich sehe was, was du nicht siehst" gespielt? Es ist ein simples Spiel. Sie sagen: „Ich sehe was, und das ist blau." Dann schaut Ihr Mitspieler sich um und versucht, das blaue Objekt zu finden. Um Ihren Geist davon abzuhalten, in die Vergangenheit oder die Zukunft oder einen schmerzlichen Ort abzudriften, versuchen Sie, emotional im Raum zu bleiben. Das kann man tun, indem man sich einfach dessen bewusst ist, was sich in diesem Moment im Zimmer abspielt. Spielen Sie das „Ich sehe was, was du nicht siehst"-Spiel mit allen Ihren Sinnen. Nehmen Sie wahr, was Sie im Zimmer sehen, hören und riechen. Nehmen Sie die Temperatur im Raum, die Struktur des Teppichs und die Farbe der Wand wahr. Richten Sie Ihre Aufmerksamkeit ausschließlich auf das, was sich innerhalb der vier Wände Ihres Zimmers abspielt.

- Schließen Sie Ihre Augen und sprechen Sie die Worte „hier" und „jetzt". Wiederholen Sie diese Wörter mehrere Male.

8 Achtsame spirituelle Momente

Das Gebet ist meine Hauptmeditationsform. Wenn ich nicht aufhören kann, aus Stress zu essen, sage ich ein rasches Gebet auf und bitte um Stärke, um es durchzustehen, ohne mich selbst dabei völlig zu ruinieren. Es hilft mir, mich nicht so allein zu fühlen, und es beruhigt mich. Es bereitet mir Trost, zu wissen, dass es eine andere Macht gibt, die stärker ist als ich, und die mir hilft, dies durchzustehen. Allein kann ich das nicht.
MARY

Mary ging für ein Auslandsstudium sechs Monate nach Frankreich. Sie mochte die Vorlesungen, doch nach drei Monaten hatte sie mit Heimweh zu kämpfen. Es war sehr leicht, in Frankreich in emotional bedingtes Essen hineinzugeraten. An jeder Ecke gab es einen Crêpe-Stand oder eine Charcuterie mit frischen Baguettes und köstlichen Käsesorten. Wenn sie so weiteressen würde, würde sie niemals in ihre Reiseklamotten passen, wenn sie soweit war, nach Hause zurückzukehren.

An einem besonders einsamen Tag spazierte sie in eine Kirche. Sie setzte sich auf eine Kirchenbank und lauschte den Menschen, die mit gedämpfter Stimme auf Französisch beteten. Die Gebete hatten einen Rhythmus, der sie an die Gebete erinnerte, die sie in ihrer Kindheit aufgesagt hatte. Ruhe überkam sie. Die vertrauten wohltuenden Klänge schienen genau das zu sein, was sie brauchte, um sich wieder zu sammeln. Während der verbleibenden Zeit ihres Auslandsbesuchs war sie in der Lage, aufzuhören, sich durch Essen zu beruhigen. Sie war dazu in der Lage, weil sie erkannte, wann sie einsam war und Heimweh hatte, und dann sagte sie eines der Gebete aus ihrer Kindheit auf, was sie immer beruhigte.

Man braucht kein spiritueller oder religiöser Mensch zu sein, um sich durch ein Gebet ergriffen zu fühlen. Ein wiederholtes Gebet ist schlichtweg eine Form der Meditation. Menschen, die sich beim Beten wohlfühlen und damit vertraut sind, bemerken oft eine positive Veränderung in ihrer Stimmung, nachdem sie ein Gebet mehrmals aufgesagt haben.

Selbstberuhigungsmethode

Ihr achtsames Wesen entdecken

- Suchen Sie sich ein kurzes Gebet oder ein Sprichwort aus, das von spezieller Bedeutung für Sie ist.
  Das kann ein Vers aus der Bibel oder aus einem anderen spirituellen Buch sein. Achten Sie darauf, dass Sie sich etwas aussuchen, das sehr kurz ist, nicht länger als ein paar Zeilen. Es muss zudem etwas sein, das Sie aus dem Gedächtnis aufsagen können. Sie sollten sich mit dieser Wortfolge verbunden fühlen und von ihr emotional berührt werden. Hier sind einige Vorschläge:
  Psalm 23, das Gebet des Heiligen Franziskus, die Rede des Buddha über liebende Güte und das von den 12-Schritte-Programm-Gruppen auf der ganzen Welt verwendete Gelassenheitsgebet.

- Wiederholen Sie den Vers mehrere Male, bis Ihr Verlangen nach Essen nachlässt.

- Wenn Sie keinen Vers oder kein Sprichwort finden können, das Ihnen gefällt, probieren Sie dieses meditationsartige Gebet aus:

  Gelassenheit vor mir
  Ruhe hinter mir
  Stille um mich herum
  Mitgefühl in mir.

9 Virtuelle Glückseligkeit

Mein Job ist extrem stressig. Ich bin Rechtsanwaltsgehilfin, die ein erstes Gespräch mit Menschen führt, die wegen verschiedenster Straftaten festgenommen wurden. Manchmal regen mich die Geschichten sehr auf, die sie erzählen. Doch ich muss ruhig und professionell erscheinen, selbst wenn mir nach Weinen zumute ist. Täglich habe ich aus Stress gegessen. Wie werde ich jetzt damit fertig? Manchmal, indem ich mich von der Situation löse. Ich habe gegenüber von meinem Stuhl, von wo aus ich die Gespräche führe, das Bild eines prachtvollen Sonnenblumenfeldes aufgehängt. Nachdem mir jemand eine verstörende Geschichte erzählt hat, schaue ich auf das Bild und nehme mir einige Minuten Zeit, um mich wieder zu sammeln. Ich stelle mir vor, wie ich direkt in das Bild hineingehe. Es macht mich ruhig genug, um mich aus der Umklammerung meiner Emotionen zu lösen. Andernfalls würde ich nach meinen Snacks greifen, die in meinem Schreibtisch verstaut sind, sobald mein Klient das Zimmer verlässt.
KATE

Stellen Sie sich für einen Augenblick vor, dass Sie an einem Strand liegen. Die Sonne wärmt Ihren Körper. Sie beginnen sich entspannt und glücklich zu fühlen. Die Brandung des dunkelblauen Ozeans spült sanft gegen die Felsen. Sie hören diesem Geräusch zu.

Beim Lesen der obigen Beschreibung ist wahrscheinlich ein lebhaftes, wohltuendes Bild vor Ihrem geistigen Auge aufgetaucht. Dies ist ein kurzes Beispiel für angeleitete Imagination. Wenn Sie *angeleitete Imagination* anwenden, lenken Sie Ihre Gedanken aktiv auf eine positive Vorstellung. Sie leiten Ihre Gedanken auf achtsame Weise an einen Ort, wo Sie sich beruhigt und getröstet fühlen.

Es ist klinisch nachgewiesen, dass angeleitete Imagination ein hilfreiches Verfahren zur Reduzierung von Fresssucht ist (Esplen et al., 1998). Es funktioniert, weil Ihr Körper und Geist eng miteinander verbunden sind. Wenn Sie sich die Gefühle und Empfindungen vorstellen, mit denen Ihr Körper in Ihrer Visualisierung in Berührung kommt, reagiert Ihr Körper so, als würden sie tatsächlich passieren. Stellen Sie sich für einen Augenblick vor, Sie würden in einen saftigen Pfirsich beißen. Wenn Sie sich dieses Bild auf lebhafte Weise vorstellen, werden Sie wahrscheinlich anfangen, Speichel abzusondern. Lassen Sie uns nun zu dem Bild zurückkehren, bei dem Sie an einem Strand liegen. Auch wenn Sie beim Visualisieren eines sicheren und entspannenden Ortes vielleicht keine bewusste Veränderung in Ihrer Stimmung bemerken, können Sie sicher sein, dass Ihr Körper mit Entspannung reagiert.

Haben Sie sich jemals vorgestellt, dass Sie es sich vor dem Fernseher mit einem Becher Eiscreme gemütlich machen oder mit ein paar Süßigkeiten abhängen? Wenn ja, verwenden Sie ungewollt angeleitete Imagination, um stressbedingtes Essen zu verstärken, statt damit aufzuhören. Wenn Sie sich dabei ertappen, Ihre Aufmerksamkeit unbewusst auf Vorstellungen zu lenken, die Essen zur eigenen Beruhigung bestärken, dann gehen Sie nicht zu hart mit sich ins Gericht. Nehmen Sie nur sanft zur Kenntnis, dass dies als Einstimmung für emotional bedingtes Essen dienen kann. Wenn Sie an diesem Bild festhalten, fahren Sie mit der angeleiteten Imagination fort, doch verändern Sie dieses Mal das Ende. Stellen Sie sich stattdessen vor, wie Sie Essen erfolgreich den Rücken kehren und einer der alternativen, nichts mit Essen zu tun habenden Beschäftigungen nachgehen, die Sie in diesem Buch vorfinden.

Selbstberuhigungsmethode
Visualisieren Sie eine wohltuende Welt ohne Essen

Angeleitete Visualisierung ähnelt ein wenig der Tagträumerei. Verwenden Sie die Kraft Ihres Geistes, um ein lebhaftes Bild einer sicheren, friedlichen und Kraft verleihenden Atmosphäre zu zeichnen. Es ist eine großartige Alternative, wenn Sie sich Tausende von Kilometern von einem tatsächlichen Strand befinden oder nicht genug Geld für einen Badeurlaub haben. Visualisierung ist eine realistische Option, um Wohlfühlessen zu ersetzen.

- Schaffen Sie auf achtsame Weise ein neues angeleitetes Bild. Wählen Sie einen ganz friedlichen Ort aus. Es kann ein Ort sein, wo Sie einmal Urlaub gemacht haben. Es kann auch einfach Ihr tatsächliches Schlafzimmer oder ein imaginärer Garten sein. Es ist wichtig, daran zu denken, dass es ein Ort ist, der sich sicher und entspannt anfühlt. Vergegenwärtigen Sie sich alle sensorischen Details, wenn Sie an diesen Ort denken. Wenn es ein Ozean ist, denken Sie an die Gerüche des Meeres, an die Farben des Himmels und an die Temperatur. Wenn es Ihr Schlafzimmer ist, denken Sie an die stoffliche Beschaffenheit Ihres Kissens und die Farbe Ihrer Bettdecke. Es ist wichtig, sich so viele sensorische Details zu vergegenwärtigen wie nur möglich. Das wird verschiedene Bereiche Ihres Gehirns stimulieren, was Ihnen zu dem Gefühl verhelfen kann, Sie seien wirklich dort.

- Benötigen Sie einige Ideen? Probieren Sie diese hier aus: Sie können sich vorstellen, in einem Kanu auf einem ruhigen Fluss zu treiben, im Weltall zu schweben, über eine Alpenwiese zu laufen, die Feuerschneise an einem Berg emporzusteigen, ein heißes Bad zu nehmen, auf einem Balkon mit Meerblick zu sitzen oder auf einer Insel im warmen Sand zu liegen.
- Falls Sie immer noch Probleme haben, sich Ihre eigene angeleitete Imagination auszudenken, versuchen Sie sich auf ein beruhigendes Foto zu konzentrieren. Das kann ein Foto aus Ihrem letzten Urlaub sein oder eine Landschaftsmalerei eines berühmten Malers.
- Üben Sie sich darin, diese Szene viele Male in Ihrem Geist ablaufen zu lassen.
- Falls das bei Ihnen nicht funktioniert, gibt es zahlreiche kostenlose angeleitete Imaginationsszenarien in Audioformat, die Sie im Internet finden können.

 **Gefühle des Versteckspielens beenden**

Ich nenne es Fresskoma. Wenn ich zu viel esse, gleite ich in ein Fresskoma. Essen ist wie eine emotionale Betäubung. Es befördert mich an einen Ort, wo ich nichts empfinde. Vor einigen Tagen habe ich beispielsweise begonnen zu essen, weil ich die Enttäuschung und den Ärger über meinen Freund nicht aushalten konnte. Also habe ich gegessen und gegessen. Ich wollte mich nicht so schlecht fühlen. Ich wollte auch nicht die Wahrheit akzeptieren, dass er kein wirklich netter Typ ist. Wenn ich mutig genug gewesen wäre, der Wahrheit ins Auge zu blicken, hätte ich die Beziehung mit ihm sofort beendet. Stattdessen habe ich drei Pfund zugenommen und fühle mich noch elender.
MARY ANN

Was liegt gefühlsbedingtem Essen in Wirklichkeit zugrunde? Wenn Sie essen, um unbequeme Emotionen loszuwerden, lässt das darauf schließen, dass an Ihren Gefühlen etwas nicht akzeptabel ist. Sie wollen sich nicht mies fühlen und meinen, dieses miese Gefühl nicht sehr lange aushalten zu können. Essen ist eine Möglichkeit, um Ihren Gefühlen zu entfliehen, indem Sie Ihre Aufmerksamkeit vorübergehend von sich weglenken (Heatherton und Baumeister, 1991). Sie können sich nicht die Schuld dafür geben, nach etwas zu greifen, das so gut funktioniert, Ihnen vorübergehende Erleichterung von negativen Gefühlen oder allgemeinem Unbehagen zu verschaffen. Doch, was wäre, wenn Sie eine höhere Toleranzgrenze für schlechte Gefühle hätten?

Statt zu versuchen, Ihre schlechten Gefühle durch Essen zu eliminieren, könnten Sie vielleicht das schlechte Gefühl akzeptieren und eine Weile damit leben. Es ist normal, ab und zu Verärgerung, Enttäuschung und Stress zu empfinden. Wenn man lernt, mit seinen negativen Emotionen zu leben, statt sie durch Essen zu betäuben, wird das radikale Akzeptanz genannt. *Radikale Akzeptanz* ist im Wesentlichen ein Weg, sich ganz und gar auf das zu konzentrieren, was ist, anstatt darauf, wie Sie die Dinge gerne hätten. Es bedeutet, die gesamte Situation zu akzeptieren, ohne den Versuch, sie zu verändern oder dagegen anzukämpfen. Dies ist ebenfalls eine sehr alte Methode, um mit störenden Emotionen umzugehen.

Gefühlsbedingtes Essen ist in vielerlei Hinsicht das Gegenteil von Akzeptanz. Es beinhaltet, dass Sie schlechte Gefühle abwehren, indem Sie zum Trost essen, weil Sie diese Gefühle nicht akzeptieren. Akzeptanz bedeutet nicht, dass Sie mit der Situation einverstanden sind oder sie billigen. Wenn Sie sich beispielsweise gestresst fühlen, finden Sie es wahrscheinlich nicht gut, dass Sie sich so fühlen. Genauso wenig beurteilen Sie es als etwas Gutes. Nichtsdestotrotz ist es die Realität. Wenn Sie aufhören, dagegen anzukämpfen, wie Sie sich wirklich fühlen, werden Sie erfolgreichere Wege finden, um mit Ihren schwierigen Emotionen zurechtzukommen. Sie werden einen Plan machen, statt darüber zu schmoren, wie unfair es ist, dass Sie sich so fühlen. Radikale Akzeptanz zu erringen ist nicht leicht. Aber es lohnt sich auf jeden Fall, Zeit dafür aufzubringen, es zu üben.

Selbstberuhigungsmethode

**Aussagen der Akzeptanz
über emotional bedingtes Essen**

Wenn Sie das Verlangen verspüren, aus emotionalen Gründen zu essen, wiederholen Sie sich selbst gegenüber die folgenden Aussagen der Akzeptanz. Wenn Sie mögen, können Sie sich auch eigene Aussagen der Akzeptanz ausdenken:

- Ich akzeptiere mich selbst auf radikale Weise
- Ich akzeptiere meine auf- und abgehenden Emotionen mit allen ihren Höhen und Tiefen.
- Ich akzeptiere, dass ich versucht bin, Essen zur eigenen Beruhigung zu verwenden.
- Ich akzeptiere, dass ich nicht perfekt bin und manchmal Fehler mache.
- Ich akzeptiere, dass ich diesen Schmerz spüren kann, ohne mich mit Essen zu betäuben.
- Ich akzeptiere, dass ich meine Gefühle nicht ändern kann.
- Ich gebe mich diesem Gefühl hin und werde dafür eintreten, Wohlbefinden durch gesunde Mittel und Wege zu finden, die mir nicht schaden.

Selbstberuhigungsmethode
Für den Fall der Fälle

Hier ist eine rasche Schreibübung, um diesen Emotionen auf den Grund zu gehen, die so unbehaglich sind, dass Sie typischerweise nach Essen greifen, um sich besser zu fühlen.

- Fragen Sie sich, was so schrecklich daran ist, sich so zu fühlen.

- Ist es wahrscheinlich, dass Ihnen der Umfang dieses Schmerzes oder Unbehagens körperlichen Schaden zufügen oder Sie umbringen wird?

- Ergeben sich für Sie aus diesem Gefühl irgendwelche wichtigen Informationen? Beispielsweise kann übermäßiges Essen ein Zeichen sein, dass Sie aufgebrachter sind, als Sie dachten.

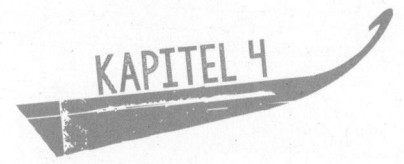

KAPITEL 4

Ändern Sie Ihre Gedanken, ändern Sie Ihre Essgewohnheiten

Wenn Sie Ihre emotionsbedingten Essgewohnheiten ändern wollen, werden Sie Wege finden müssen, um Ihre Ansichten über die beruhigenden Eigenschaften von Essen anzupassen. Wenn Sie meinen, dass Ihnen in Zeiten von Stress nur Essen ein besseres Gefühl vermitteln kann, wird es Ihnen schwerfallen, andere Wege zu finden, um Ihre Stimmung aufzuhellen. Es kann viel harte Arbeit erfordern, um Ihre mentale Verbindung zwischen Essen und Wohlbefinden zu kappen, denn es ist eine sehr tief verwurzelte Vorstellung. Es kann auch von Vorteil sein, Ihren negativen Gedanken einen positiven Dreh zu geben. Pessimistische Gedanken bereiten Ihnen nur ein schlechteres Gefühl und können ein Anlass für Ihr Bedürfnis nach Wohlbefinden sein. Ihre Aufgabe in diesem Kapitel besteht darin, zu lernen, wie man Gedanken hervorruft, die wohltuender sind als die negativen Gedanken, die Sie gewöhnlich haben. Wenn Sie Ihren Geist mit wohltuenden und entspannenden Bildern und Vorstellungen ausfüllen, verringern Sie die Chancen, dass Sie zu Essen greifen werden, um Stress und Negativität zu bewältigen.

11 Tagebuchaufzeichnungen zur Stärkung der Immunität Ihrer seelischen Verfassung

Was meine Emotionen betrifft, da bin ich völlig ratlos. Tagebuchaufzeichnungen helfen mir, meine wahren Beweggründe für stressbedingtes Essen zu verstehen. Wenn ich über mein Ringen schreibe, entdecke ich oft, dass ich zu viel esse, weil mich irgendetwas beunruhigt. Essen beruhigt meine Nerven. Wenn ich schreibe, beurteile ich mich nicht. Ich versuche, bloß zu verstehen, warum ich wieder voll auf emotional bedingtes Essen reingefallen bin. Ich finde Hinweise, wie ich das nächste Mal besser vorbereitet sein kann.
OLIVIA

Über seine Schwierigkeiten zu schreiben ist ein einfaches und klinisch belegtes Verfahren, um sich selbst zu beruhigen (Keeling & Bermudez, 2006). Es gibt sogar eine ganze psychologische Fachrichtung, die sich der Heilkraft des Tagebuchführens widmet. Sie nennt sich *Narrative Therapie*. Die Theorie basiert auf dem Reauthoring, dem Neuschreiben und Ausdrücken Ihrer Gefühle. Es bedeutet im Wesentlichen, irgendwelche in Ihnen festsitzenden Gefühle zu nehmen und sie auf dem Papier zu beschreiben, sodass Sie sie aus einer anderen Perspektive betrachten können. Unbeleuchtete Gefühle sind wie ein starker Sog in der Meeresbrandung. Sie können Sie in Richtungen ziehen, wo Sie vielleicht nicht hinwollen.

Warum ist das Tagebuchführen hilfreich? Nun, es bietet mehrere Vorteile. Zunächst einmal werden Sie wahrscheinlich einige Aha-Erlebnisse haben. Schreiben hilft Ihnen, dessen bewusst zu sein, was Sie antreibt, zum Trost zu essen. Viele Gefühlsesser glauben, dass sie nur des Vergnügens willen essen, doch oft steckt mehr dahinter. Ein Tagebuch zu führen hilft Ihnen, das Problem direkt anzugehen, indem Sie es gründlich untersuchen. Das steht im Gegensatz zu Essen, das Sie betäubt und dazu bringen kann, das Analysieren Ihrer Gefühle zu vermeiden. Es kann sein, dass Sie im Anschluss an einen Eintrag in Ihr Tagebuch trotzdem weiterhin aus emotionalen Beweggründen essen wollen. Doch Sie werden besser verstehen, warum Sie in dem Moment dieses Verlangen verspüren.

Der zweite Vorteil des Tagebuchführens ist, dass es Ihnen helfen kann, auf positivere, realistischere Weise über Ihre Situation nachzudenken. Nehmen wir einmal an, Bob hat einen schlechten Tag. Es sagt sich vielleicht: „So schlimm war es noch nie mit meinem emotional bedingten Essen." Aber wenn er einen Eintrag im Tagebuch macht, merkt er, dass sein Fressanfall nicht der schlimmste war, den er jemals gehabt hat. Es war nicht die Menge an Essen, die ihn beunruhigte, sondern das Schuldgefühl und die Enttäuschung über sich selbst. Es fiel ihm schwer, dies zu sehen, bis er es aufs Papier brachte.

Und schließlich bietet Ihnen das Tagebuchführen eine Arena, wo Sie auf die nächste Begegnung mit Ihrem stressbedingten Essbedürfnis hinarbeiten können. Wenn Sie klar und deutlich darlegen, welche Schwierigkeiten Sie in der Vergangenheit hatten, können Sie vorhersagen, wie Sie in Zukunft darauf reagieren werden, und Sie können Pläne machen, um das nächste Mal auf erfolgreichere Weise mit diesen Herausforderungen umzugehen.

Tagebuchführung für Anfänger: Schreibtipps

- Um Schreiben zu einer Angewohnheit zu machen, planen Sie, es jeden Tag ganz präzise zur selben Zeit zu tun. Sie könnten sich beispielsweise jeden Morgen vor dem Frühstück zwanzig Minuten dafür nehmen. Oder Sie könnten schreiben, nachdem Sie abends die Kinder ins Bett gebracht haben.

- Wenn Sie nicht gerne ausführlich schreiben oder meinen, nicht genug Zeit zu haben, schreiben Sie zunächst jeden Tag ein oder zwei Stichworte in Ihren Terminkalender.

- Schreiben Sie ohne Nachbearbeitung. Versuchen Sie nicht, sich zu zensieren oder etwas wegzustreichen. Nehmen Sie die Dinge einfach, wie sie kommen. In der Psychologie nennt man das *freies Assoziieren*; es bedeutet, Ihren Gedanken freien Lauf zu lassen.

- Machen Sie für jeden Tagebucheintrag eine in Vergangenheit, Gegenwart und Zukunft gegliederte Übersicht. Dieses Format sieht wie folgt aus: In der Vergangenheit waren meine Gedanken zu diesem Thema wie folgt: … Zurzeit denke ich darüber wie folgt: … Und in Zukunft würde ich gerne Folgendes zu diesem Thema sagen und tun: …

- Falls Sie sehr viel Zeit am Computer verbringen, versuchen Sie es mit einem Webtagebuch. Es gibt viele kostenlose Onlinetagebuch-Angebote.

Selbstberuhigungsmethode
Das Erforschen stressbedingten Essens

Falls Sie sich nicht sicher sind, worüber Sie schreiben sollen, macht das nichts. Unten finden Sie einige Stichwörter, die Ihnen helfen, einen Anfang zu machen. Jedes Stichwort ist der Beginn eines Satzes. Sie sollen Ihre Ideen stimulieren. Sie brauchen jedoch keine bestimmten Stichwörter, um die Vorteile des Schreibens zu ernten. Falls die aufgeführten Fragen nicht darauf abzielen, was Sie empfinden, nehmen Sie einfach einen Stift oder Kugelschreiber zur Hand und fangen Sie an zu schreiben.

- Das Schlimmste an dieser Sache ist …
- Drei Adjektive, die am besten beschreiben, wie ich mich in diesem Moment fühle, sind …
- Ich empfinde diese Emotion, weil …
- Wenn ich esse, empfinde ich …

Selbstberuhigungsmethode
Das Positive sehen

Das Positive zu sehen, kann Ihnen helfen, sich aus einer negativen Sichtweise zu befreien. Es kann auch stressbedingtes Essen unterbrechen. Nachdem Sie die folgenden Aussagen gelesen haben, nehmen Sie ein neues Blatt Papier oder öffnen Sie ein neues Dokument am Computer, um über alles zu schreiben, was Ihnen in den Sinn kommt. Suchen Sie sich nur eine Aussage aus und schreiben Sie dann so ausführlich wie möglich darüber.

- Ein positiver Moment in Ihrem Leben, wie das erste Lächeln Ihres Kindes, ein gutes Zeugnis, eine Beförderung oder eine überraschende Geburtstagsparty.
- Ein Moment, als Sie inneren Frieden oder tiefe Ruhe empfunden haben, beispielsweise beim Betrachten eines Sonnenuntergangs oder am Meer.
- Ein Moment, als Sie sich verliebt haben.
- Eine Zeit, als Sie sich völlig entspannt gefühlt haben, wie beispielsweise während eines Urlaubs, oder ein ruhiger Augenblick, nachdem Sie Ihre Kinder ins Bett gebracht haben.
- Eine Zeit, als Ihre Abenteuerlust groß war, wie beispielsweise eine Reise an einen Ort, wo Sie nie zuvor gewesen sind, oder eine Zeit, als Sie etwas Neues wie das Sporttauchen ausprobiert haben.

Weisheit anwenden

Wenn Sie damit fertig sind, über eine der obenstehenden Aussagen zu schreiben, ist es an der Zeit, Weisheit anzuwenden. Die Beantwortung der folgenden Fragen kann Ihnen zu einigen Ideen verhelfen, wie Sie einige Aspekte der positiven Augenblicke in Ihrem Leben schaffen:

- Was wäre erforderlich, um solche guten Gefühle herbeizuführen? Wie können Sie in der Zukunft auch nur ein klein wenig von dieser Emotion abrufen?
- Genauer gesagt, wie können Ihnen diese guten Gefühle helfen, zu einem späteren Zeitpunkt mit emotional bedingtem Essen fertig zu werden?

Nehmen wir beispielsweise einmal an, Sie würden über eine Zeit schreiben, als Sie sich während eines Stranurlaubs völlig entspannt gefühlt haben. Sie könnten über irgendwelche Verhaltensweisen schreiben, die Ihnen helfen würden, einige der Empfindungen dieses Erlebnisses nachzuempfinden. Sie könnten beispielsweise Ihre Schuhe ausziehen, Ihre nackten Füße in die Badewanne stellen und warmes Wasser drüber laufen lassen. Dann schließen Sie Ihre Augen und stellen Sie sich vor, Sie würden den Strand entlang gehen. Sie könnten vielleicht südländische Musik abspielen oder einen Freund anrufen, der mit Ihnen am Strand war, um Erinnerungen auszutauschen.

Selbstberuhigungsmethode
Ein Bildertagebuch führen

Es ist nicht festgeschrieben, dass Tagbücher schriftlich verfasst werden müssen. Ein Sprichwort sagt: „Ein Bild sagt mehr als tausend Worte." Zeichnen Sie in Bildern auf, wie Sie sich fühlen, oder machen Sie Fotos von sich in verschiedenen Gemütsverfassungen. Führen Sie eine Mappe mit diesen Zeichnungen und Fotos. Datieren Sie jedes Bild und erläutern Sie, inwiefern es sich auf Essen und emotional bedingtes Essen bezieht.

12 Ha-ha-Momente

Lachen ist manchmal das beste Beruhigungsmittel. Neulich fühlte ich mich wegen meines Gewichts niedergeschlagen und deprimiert. Ich wollte mir mit irgendetwas, was ich in der Küche finden konnte, den Bauch vollschlagen. Stattdessen versuchte ich mich auf der Couch zu entspannen. Als ich den Fernseher einschaltete, sah ich eine uralte Folge von I Love Lucy. Es war so albern, dass ich mich vor Lachen auf dem Fußboden wälzte. Als die Folge zu Ende war, habe ich überhaupt nicht mehr ans Essen gedacht. Mein Ärger war verflogen und ich konnte wieder in die Gänge kommen.
TERRI

Terri, eine zweiundvierzig Jahre alte Buchhalterin, war einmal in ein beinahe tödliches Flugzeugunglück verwickelt. Auf ihrem Weg nach Europa hatte das Flugzeug Tausende Meter über dem Meer an Luftdruck verloren. Als die Atemmasken heruntergelassen wurden, zitterte sie so heftig, dass sie die Maske nicht aufsetzen konnte. Ein Passagier kam ihr zu Hilfe. Das Flugzeug machte eine sichere Notlandung, aber es war die traumatischste und entsetzlichste Situation in Terris gesamtem Leben. In der Therapie zehn Tage nach der sicheren Landung zitterte sie noch immer. Sie brach in Tränen aus, als sie nochmals die Einzelheiten erzählte. Seit diesem Ereignis hat sie die Kontrolle über ihr Essverhalten verloren.

Zwei Jahre später erzählt Terri dieselbe Geschichte auf ganz andere Weise. Sie lacht, wenn sie demonstriert, wie ihre Hände zitterten, als sie die Atemmaske über ihr Gesicht zu ziehen versuchte. Es dauerte eine Weile, bis sie ihr Lachen wiederfand. Anfangs war Lachen eine physische Befreiung, die besser war, als zu weinen. Als sie dann wieder einmal erzählte, wie das Ereignis sich zugetragen hatte, bemerkte sie, dass Lachen ihr selbst und anderen dazu verhalf, weniger traumatisiert durch die Einzelheiten zu sein. Freunde waren in der Lage, sie zu unterstützen, statt von der Geschichte überwältigt zu werden. Die Erfahrung zeigte Terri auch, wie komisch es sein kann, sich über Trivialitäten aufzuregen, wenn es viel Schlimmeres geben kann.

Dieses Ereignis ist natürlich ein extremes Beispiel. Die meisten stressigen Ereignisse, die übermäßiges Essen auslösen, sind nicht so furchterregend. Es ist interessant, dass ein Ereignis im Moment des Geschehens so schrecklich sein kann, und man später dann das Humorvolle an der Situation erkennen kann. Humor ist ein extrem wirkungsvolles therapeutisches Mittel. Er ist ein anerkanntes Mittel, um so manchen Schmerz zu bewältigen, und kann erstaunlich heilsam sein (Thorson et al., 1997; Tugade, Fredrickson & Barrett, 2004). Lachen stärkt das Immunsystem und baut Stresshormone ab. Es wird zudem mit gesenktem Blutdruck in Zusammenhang gebracht, was ein entscheidender Faktor beim Stressmanagement sein kann. Die durch Lachen hervorgerufenen chemischen Veränderungen gleichen sehr dem stimmungsaufhellenden Nutzen von körperlichen Übungen.

Wenn Sie lähmende Schuld- oder Schamgefühle empfinden, weil Sie ohne Sinn und Verstand aus emotionalen Beweggründen gegessen haben, ist Lachen ein wunderbares Mittel, um Ihre Aufmerksamkeit von den schlechten Gefühlen wegzulenken und obendrein Ihre Stimmung aufzuhellen.

Selbstberuhigungsmethode
Lach-Yoga

Lach-Yoga ist eine moderne Form von Yoga. Sie wurde von einem Hausarzt im indischen Mumbai entwickelt, und das Verfahren hat sich seitdem weltweit verbreitet. Die Idee, die hinter Lach-Yoga (*Hāsya-Yoga*) oder jeglicher Form von Humortherapie steht, ist, dass Lachen ein weiterer Weg ist, die Empfindungen im Körper zu verändern. Wenn Sie zu lachen beginnen, verursachen die körperlichen Bewegungen in Ihrem Körper ein Feuerwerk an Reaktionen. Ihr Gehirn sendet Entspannungssignale an Ihren Körper aus, während gleichzeitig bestimmte Neurotransmitter freigesetzt werden, die Ihnen zu angenehmen Gefühlen verhelfen. Lachübungen bauen Spannungen ab und lenken Sie von negativen Gefühlen ab. Überdies sorgen sie für ein Training Ihrer Bauchmuskeln, Ihres Zwerchfells und Ihrer Schultern, während Sie die mit Lachen verbundenen natürlichen Bewegungen vollziehen.

Fangen Sie sogleich damit an und probieren Sie es aus. Wiederholen Sie laut dieses schallende Gelächter in der Manier eines fröhlichen Weihnachtsmannes: Ho-ho. Ha-ha-ha. Wiederhole Sie es einige Minuten lang mehrere Male. Wahrscheinlich wird sich Ihr simuliertes Gelächter in echtes Gelächter verwandeln. Falsches Gelächter vorzugeben, ist ein prima Mittel, um Ihnen zu echtem Lachen zu verhelfen. Betrachten Sie es als so etwas wie das Publikumsgelächter vom Tonband bei manchen Fernsehsendungen. Ist Ihnen schon einmal aufgefallen, dass Sie das bloße Hören dieses Gelächters vom Tonband dazu gebracht hat, in das Gelächter einzustimmen? Sie können sich auch Videos im Internet als Beispiel ansehen, wie man Lach-Yoga praktiziert.

Selbstberuhigungsmethode

Heilsames Lachen

- Entdecken Sie den natürlichen Humor in allen möglichen Problemen, mit denen Sie zu kämpfen haben. Blicken Sie zur Hilfe in die Zukunft. Was an dieser Situation könnte dazu führen, dass Sie in fünf Jahren darüber lachen? Gibt es irgendetwas daran, was zum Kichern ist? Gibt es beispielsweise einen Moment der Situationskomik? Versuchen Sie sich vorzustellen, wie Ihr Lieblingskomiker mit dieser Situation umgehen würde, und verwandeln Sie sie in einen humorvollen Sketch.

- Unternehmen Sie etwas Lustiges. Hinterlassen Sie einem Freund eine witzige Nachricht auf dem Anrufbeantworter. Denken Sie sich einen fiktiven Namen aus und verwenden Sie ihn den ganzen Tag lang. Tragen Sie ein T-Shirt oder einen Hut, der die Leute zum Lachen bringt.

- Merken Sie sich einen kurzen Witz und erzählen Sie ihn jeder Person, die Sie den Tag über treffen.

- Befestigen Sie ein lustiges Bild von sich an der Tür Ihres Kühlschranks oder ein witziges Bild aus einer Zeitschrift. Sie können auch ein Bild auf eine Schachtel Plätzchen in Ihrem Schrank heften, sodass Sie es sehen werden, wenn Sie nach etwas zu Naschen suchen.

Nicht alle Situationen sind lustig, und Humor ist nicht immer passend. Falls Ihr Problem wirklich gar keine komischen Elemente hat, versuchen Sie den Humor woanders zu finden. Lenken Sie sich von dem Problem ab, indem Sie auf lustige Webseiten gehen oder sich einen lustigen Film ausleihen. Es ist egal, was Sie zum Lachen bringt, es wird gut für Ihren Körper und Geist sein.

Wenn Sie sich leer fühlen, entscheiden Sie sich für die Ansicht, dass Ihr Glas halb voll ist

Ich habe es wieder einmal vermasselt! Schokokekse haben alle meine guten Bemühungen wieder gründlich zunichtegemacht. Warum kann ich nichts richtig machen? Ich fühle mich wie ein totaler Versager. Wie schwer ist es, mich unter Kontrolle zu bringen? Ich gestatte mir ein wenig Selbstmitleid, bevor ich mich erinnere, dass ich daran arbeite, das Positive zu sehen. Ich muss mich daran erinnern, dass dies keine Alles-oder-Nichts-Situation ist, obwohl es sich so anfühlt. Glücklicherweise befinden sich im Haus keine Kekse mehr. Wenigstens diese Versuchung ist jetzt vorüber und ich kann wieder neu anfangen – gleich jetzt. Wie schon meine Mutter zu sagen pflegte: „Wo gehobelt wird, da fallen Späne."
KATHY

Therapeuten sind Experten darin, anderen Menschen dazu zu verhelfen, sich besser zu fühlen. Das ist erstaunlich, wenn man bedenkt, dass ihnen nur Wörter zur Verfügung stehen, um ihre Klienten zu beruhigen. Keine Umarmungen. Keine Geschenke. Kein Essen. Das ist wirklich verblüffend. Sie müssen sehr kraftvolle Wörter verwenden und diese sehr geschickt aneinanderreihen, um derartige Erfolge zu erzielen. Was also ist ihr Geheimnis? Zum Teil liegt es daran, dass sie Menschen unterstützen und ermutigen. Doch was genau sagen sie, das Menschen dazu verhilft, sich selbst in ihren schlimmsten Momenten besser zu fühlen?

Therapeuten tun nichts weiter, als die Situation *umzudeuten*. Der Therapeut stellt die Gefühle des Klienten aus einer anderen Perspektive dar. Anstatt den Fokus auf das Problem zu richten, das ein bestimmtes Thema für Sie hervorruft, betrachtet Umdeutung die Vorteile oder Chancen, die durch dieses schwierige Thema geboten werden.

Lassen Sie mich eine weitverbreitete Situation beschreiben, mit der viele Gefühlsesser konfrontiert werden. Gefühlsesser richten ihr Hauptaugenmerk auf ihre Fehler. Sie haben ellenlange Listen, was sie alles falsch gemacht haben, und verachten sich dafür, in alte Gewohnheiten zurückzufallen. Hier ist eine Möglichkeit, diese spezielle Situation umzudeuten: Diese Momente übermäßigen Essens sind nicht wirklich Fehlschläge. Sie sind vielmehr *Fehltritte*. Diese Fehltritte liefern Ihnen nützliche Informationen, die Sie analysieren und dazu benutzen können, sich den Weg zu weisen. Sie sind Momente des Lernens, die Ihnen helfen, das zu identifizieren, woran Sie arbeiten müssen. Glücklicherweise können Sie dieses Umdeuten selbst vornehmen. Sie brauchen keinen Doktortitel in Psychologie, um zu einer neuen Sichtweise Ihrer Situation zu gelangen. Sie brauchen sie nur anders zu betrachten. Wie es so schön heißt: „Wenn dir das Leben Zitronen beschert, mach Limonade draus." Wenn Sie einer Situation eine andere Deutung geben, übernehmen Sie die Regie, wie Sie das Thema betrachten wollen.

Selbstberuhigungsmethode

Üben Sie sich in der Kunst des Umdeutens

- Überprüfen Sie Ihre Sprache. Schreiben Sie alle negativen Wörter auf, die Sie benutzen, um die Situation zu beschreiben (versagen, dumm, schlimmste usw.).

- Wählen Sie neue Wörter. Ersetzen Sie beispielsweise „versagen" durch „einen Fehltritt begehen". Ein „Rückfall" kann in eine „Erinnerungshilfe" umgewandelt werden oder sogar in eine „Chance für einen Neuanfang".

- Denken Sie darüber nach, wie Sie diese Erfahrung als einen Moment des Lernens nutzen können. Ein *Moment des Lernens* bedeutet, eine schwierige Situation zu nehmen und eine wichtige Lektion einzuflechten. Bei Kindern treffen wir oft auf Lernmomente. Wenn Ihr kleines Kind negative Bemerkungen über das Gewicht eines anderen macht, ist das ein guter Moment, um mit dem Kind über Einfühlsamkeit und Akzeptanz gegenüber anderen zu sprechen, ganz gleich, wie sie aussehen.

- Nehmen Sie sich jetzt einen Stift oder Kugelschreiber und einen Stapel kleiner Karteikarten. Halten Sie darauf eine wertvolle Lektion fest, die Sie aus einer bestimmten Situation gelernt haben, mit der Sie aktuell oder zu einem früheren Zeitpunkt zu tun hatten. Befestigen Sie diese Karte an einem Ort, der leicht einsehbar ist.

Angenommen, Sie hätten gerade einen Vorfall gefühlsbedingten Essens. Und nehmen wir weiterhin an, dass Sie versucht haben, eine Atemübung anzuwenden, um blindwütigem Naschen in der Küche Einhalt zu gebieten, aber es hat nicht funktioniert. Sie könnten diesen Vorfall als eine „gute Information" umdeuten. Weshalb? Vielleicht hat Sie dieser Vorfall gelehrt, dass die Atemübung besser funktioniert, wenn Sie sich zuerst einmal aus der Küche hinausbegeben. Schreiben Sie diesen Ratschlag auf eine Karteikarte.

Sie können Umdeutungen auf zweierlei Weise verwenden: Sie können Ihnen zu einer veränderten Wahrnehmung der stressvollen

Situation verhelfen, oder Sie können sie als Hilfe bei der Bewältigung von Vorfällen verwenden, bei denen Sie essen, um Trost zu finden. Angenommen Sie haben eine große Packung Smarties gegessen, als Sie nicht wirklich hungrig waren, und Sie fühlen sich jetzt schuldig. Sie können die folgenden Feststellungen treffen, nicht um emotional bedingtes Essen zu billigen, sondern um sich zu ermutigen, voranzuschreiten:

- Dies ist eine Herausforderung und kein Problem.
- Eine Krise ist eine Chance.
- Dies ist eine Lernerfahrung. Es ist eine großartige Lektion.
- Eines Tages werde ich darüber lachen, und es wird eine großartige Geschichte sein, die ich erzählen kann.
- Es könnte viel schlimmer sein. Ich bin besser dran als so manch anderer.
- Es ist großartig, einfach am Leben zu sein. Schmerz ist ein Teil des Lebens.
- Das Glas ist halb voll, nicht halb leer.
- Es gibt mehr Dinge, die ich an mir mag, als die eine Sache, auf die ich mich konzentriere, die ich nicht mag.
- Es ist reine Zeitvergeudung, in Stress zu geraten. Alles wird gut enden.
- Alles hat seinen Grund. Daran glaube ich.

Den Trübsinn durch Tagträumerei vertreiben

Ich habe mich gewöhnlich bei Tagträumereien über Essen ertappt. Ich würde in ein Land gleiten, das ein wenig Willy Wonkas Schokoladenfabrik glich. Jetzt habe ich eine Reihe sich wiederholender angenehmer Tagträume, aus denen ich wählen kann. Einer handelt von einem Strandurlaub. Ein anderer handelt davon, wie mein Freund und ich in einer stürmischen Nacht bei einem Glas Wein miteinander schmusen. Der letzte handelt davon, wie ich in der Lotterie gewinne. (Man darf doch wohl träumen, oder?) Ich nehme mir viel Zeit, darüber nachzudenken, was ich alles mit dem Geld machen würde. Fantasien über freudige Dinge lenken mich von Träumereien über Essen ab und trösten mich.
WENDY

Wendy hasst das Gefühl, keine Kontrolle zu haben. Jede Situation, die völlig außerhalb ihrer Kontrolle zu liegen scheint, fühlt sich schrecklich für sie an. Sie pflegte sich bei Tagträumereien über Essen zu ertappen, wenn sie sich aufgebracht und außer Kontrolle fühlte. Jetzt wendet sie sich zur Beruhigung ihrem Geist zu. In ihrem persönlichen Fantasieland hat sie völlige Kontrolle darüber, wohin ihr Geist reist und was sie fühlt, auch wenn sie im wirklichen Leben diese Form der Kontrolle nicht hat. Geistige Kontrolle zu haben fühlt sich für Wendy sehr beruhigend an und ist eine hübsche Option, wenn das, was sie eigentlich will, um sich zu beruhigen, nicht verfügbar ist. Beispielsweise träumt Wendy oft davon, sich in einem Wellness Center verwöhnen zu lassen, selbst wenn es in ihrer unmittelbaren Umgebung kein Wellness Center gibt. Zweifellos kann Tagträumerei die Zeit, die Sie mit

Gedanken über Essen verbringen würden, mit anderen Dingen ausfüllen, die angenehm sind, um darüber nachzudenken. Es hilft Wendy auch, ihr Essen aus Langeweile einzudämmen. Fantasien über Urlaubsreisen oder Shoppen für ein neues Outfit können Wendy recht lange ablenken und trösten.

Versuchen Sie in Ihren Tagträumen Fantasien zu vermeiden, bei denen Sie essen. Manchmal träumen Menschen tagsüber davon, was sie am Abend essen werden, von köstlichen Nachspeisen oder sogar, was gerade jetzt großartig schmecken würde. Das wird das Verlangen nach Essen höchstwahrscheinlich verstärken. Wenn Sie sich bei Tagträumereien über Essen ertappen, hören Sie damit auf und lenken Sie Ihre Gedanken aktiv auf eine neutralere oder positivere Fantasie, wie beispielsweise einen ersehnten Urlaub oder das Beisammensein mit jemandem, den Sie lieben.

Selbstberuhigungsmethode

Wohltuende Zielsetzungen

Gestalten Sie aus einer Reihe von Bildern mit angenehmen Aktivitäten ein Plakat. Verwenden Sie Bilder, die sich auf Ihre Tagträume und auf gesunde Mittel und Wege zur eigenen Beruhigung beziehen. Das Anfertigen eines derartigen Plakats ist kein neues Konzept. Grafiken über Ziele und Schautafeln über Visionen gibt es seit Langem. Doch diese Aufgabe ist speziell, weil sie nicht auf materielle Dinge oder Erfolgsziele gerichtet ist. Sie werden vielmehr ein optisches Bild gestalten, um sich selbst daran zu erinnern, dass es viele Wege zur eigenen Beruhigung gibt, die nicht Essen oder Nahrungsmittel zum Inhalt haben.

Diese Übung aktiviert Ihr visuelles Gedächtnis. Manche Menschen lernen sehr gut auf visuellem Wege. Um sich an etwas erinnern zu können, müssen sie es sehen, statt darüber zu lesen oder davon zu hören. Das Ansehen eines Bildes ist ein weiterer Weg, um sich etwas im Gedächtnis einzuprägen. Wenn Sie Mittel und Wege zur Beruhigung suchen, taucht vielleicht ein Bild von diesem Plakat in Ihrem Geist auf.

- Nehmen Sie ein etwa DIN-A3 oder DIN-A4 großes Stück festen Pappkarton.

- Besorgen Sie sich einen Stapel Zeitschriften. Es wäre hilfreich, mehrere unterschiedliche zu haben, wie Gesundheits-, Natur-, Nachrichten- und Frauenmagazine.

- Schließen Sie Ihre Augen und denken Sie einen Augenblick nach. Oder gehen Sie zur Inspiration die Zeitschriften durch. Fragen Sie sich: „Was finde ich neben Essen noch beruhigend?" Schneiden Sie Bilder von Personen aus, die meditieren oder Yoga machen. Finden Sie ein Bild eines Sonnenuntergangs oder von jemandem, der auf einem ruhigen See segelt. Wenn Sie den Drang verspüren, aus Stress zu essen, werden diese Bilder die Art von Ruhe repräsentieren, die Sie gerne hätten. Heften Sie sie auf die Papptafel.

- Sie können den Bildern auf der Tafel auch Worte der Ermutigung hinzufügen oder sogar Gedichte. Fügen Sie motivierende Worte, Redewendungen und Affirmationen ein.

- Fügen Sie Bilder von amüsanten Aktivitäten bei und von Orten, von deren Besuch Sie in Ihren Tagträumen träumen.

- Es gibt nur eine Regel: Vermeiden Sie unzuträgliche Bilder, selbst wenn sie verlockend sind. Das heißt, keine mageren Supermodels. Verwenden Sie auch keine Bilder von übergewichtigen Leuten. (Manche Menschen versuchen sich damit von übermäßigem Essen abzuschrecken.) Denken Sie daran, dass Sie einen beruhigenden Effekt verursachen wollen, wenn Sie sich dieses Bild anschauen, keinen erschreckenden.

- Hängen Sie Ihr Plakat an einem Ort auf, wo Sie es häufig sehen; beispielsweise über Ihrem Schreibtisch, an Ihrer Badezimmertür oder irgendwo in der Küche.

 **Sorgen Sie sich auf achtsame Weise**

Ich scheine mir etwa zwanzig Mal am Tag Sorgen zu machen. Meistens mache ich mir Sorgen um meinen Verlobten. Er hasst seinen Chef. Sie behandeln ihn nicht fair an der Arbeit. Ich bereite jeden Abend das Abendessen für uns beide. Dann stochere ich im Essen herum, während ich besorgt darauf warte, dass er nach Hause kommt. Ich ertappe mich dabei, wie ich mir Sorgen mache, wie es für ihn heute an der Arbeit lief und in welcher Stimmung er sein wird, wenn er zur Tür hereinkommt.
LORI

Wir alle machen uns zu viele Sorgen. Viele von uns verbringen von früh bis spät zu viel Zeit damit, uns zwanghaft mit Dingen zu beschäftigen, die wir nicht kontrollieren können, und wir geraten außer uns über Situationen, die eintreffen könnten, aber nicht müssen. Obwohl wir wissen, dass das nicht gut für uns ist, ist es sehr schwer, damit aufzuhören. „Sorgenesser" ist eine Bezeichnung für Menschen, die auf Essen ständig herumkauen, um ihre Sorgen zu bewältigen. Sie fühlen sich oft zu Essen hingezogen, weil es ihnen das Gefühl gibt, noch etwas anderes zu tun, außer sich Sorgen zu machen. Doch das, worüber Sie sich Sorgen machen, liegt meist außerhalb Ihrer Kontrolle. Meistens gibt es nichts, was Sie tun könnten, um den Ausgang der Situation zu ändern. Was dazu führt, dass Sie ein starkes Bedürfnis haben, sich zu beschäftigen. Dummerweise geben Ihnen Kochen und Naschen etwas zu tun.

Falls es Ihre Angewohnheit ist, zu essen, wenn Sie sich sorgen, mag es hilfreich sein, etwas zu tun, das sich produktiv anfühlt. Fragen Sie sich, wozu Sie in diesem Moment die Kraft haben.

Dann konzentrieren Sie sich darauf, einen Plan zu machen, um ihn umzusetzen. Wenn Sie sich beispielsweise Sorgen über Ihre Finanzen machen, erstellen Sie einen Finanzierungsplan. Übernehmen Sie die Regie bei den Dingen, die Sie kontrollieren können. Das wird sich sehr gut anfühlen.

Sich Sorgen zu machen hat den großen Nachteil, dass es eine Menge Zeit und emotionale Energie aufbraucht. Zudem gefährdet es Ihre Gesundheit und kann zu Schlafverlust und physischer Erkrankung führen. Sorgen können bei Gefühlsessern auf jeden Fall ihre Anfälligkeit für übermäßiges Essen erhöhen. Wenn Sie durch Sorgen abgelenkt sind, achten Sie weniger darauf, was Sie essen. Man kann essen, wenn man geistesabwesend ist, besonders wenn man in einem Strudel von Sorgen gefangen ist.

Überdies sind Sorgen oft das Resultat von übermäßigem Essen, und nicht deren Ursache. Sie können sich dabei ertappen, wie Sie sich darüber Sorgen machen, wie viel Sie gerade gegessen haben. Doch in der Situation können Sie das Geschehen nicht kontrollieren oder ändern. Konzentrieren Sie sich auf das, was Sie tun können, jetzt, da der Akt des Essens vorüber ist. Sorgen über Gewichtszunahme werden nicht dazu führen, dass Sie sich besser fühlen. Ein Spaziergang schon.

Selbstberuhigungsmethode

Sorgen Sie sich auf achtsame Weise

Ein Weg, um nervöses Naschen zu vermeiden, ist, sich auf achtsame Weise Sorgen zu machen. Wenn Sie sich normalerweise Sorgen machen, ist Ihre Aufmerksamkeit wahrscheinlich zwischen dem aufgeteilt, was Sie gerade tun (oder worauf Sie gerade herumkauen), und dem Problem, über das Sie sich Sorgen machen.

Anstatt Ihre Aufmerksamkeit auf diese Weise zu teilen, nehmen Sie sich tagsüber etwas Zeit, um Ihren Sorgen Ihre volle Aufmerksamkeit zu widmen.

Hier ist ein Beispiel: Wenn Ihr Geist sich über etwas Sorgen zu machen beginnt, sagen Sie sich: „Nicht jetzt, ich werde später darauf zurückkommen." Verschieben Sie die Sorgen bis später am Abend. Wenn Sie dann Zeit haben, nehmen Sie sich etwa zwanzig Minuten Zeit, um sich zu sorgen. Stellen Sie den Timer ein, damit Sie sich keine Sorgen über die Zeit machen müssen. Widmen Sie sich dieser Aufgabe während dieser Zeit und denken Sie daran, währenddessen nichts anderes zu tun. Fragen Sie sich: „Was könnte schlimmstenfalls passieren?" Stellen Sie sich für einen Augenblick vor, was schlimmstenfalls passieren könnte. Wenn Sie das tun, entdecken Sie oftmals, dass Ihre Vorstellung keine realistische Befürchtung ist, oder dass sie zwar etwas Unerwünschtes ist, aber dass Sie es überleben würden.

Selbstberuhigungsmethode
Betperlen

Besorgen Sie sich ein paar *Komboloi;* das ist der griechische Ausdruck für Betperlen. Komboloi werden traditionell benutzt, um Menschen zu helfen, ihre Sorgen zu lindern, wenn sie unruhig sind oder sich die Zeit vertreiben müssen. Die Perlen sind populär, weil sie für ein Gegenmittel bei einer Vielzahl ungesunder Angewohnheiten gehalten werden, wie beispielsweise Nägelkauen, übermäßiges Essen, Rauchen und Grübeln. Sie funktionieren, weil das Massieren der Perlen mit Ihren Händen einen beruhigenden und wohltuenden Effekt hat. Falls Sie sie nirgendwo finden können, fertigen Sie selbst welche an. Sie können so viele Perlen auf eine Schnur aufreihen, wie Sie möchten. Schneiden Sie ein Stück Garn oder Schnur in der Länge Ihrer Handfläche ab. Dann machen Sie an einem Ende einen Knoten und reihen einige Perlen auf die Schnur. Verknoten Sie das andere Ende und lassen Sie etwas Raum zwischen den Perlen, sodass Ihr Daumen in der Lage ist, die Perlen zum benachbarten Finger zu schieben. Die Schnur sollte genug Platz bieten, damit die Perlen sich leicht bewegen lassen. Hören Sie auf den Klang, den die Perlen machen, wenn sie vom einen Ende der Schnur zum anderen fallen. Sie können die Perlen in einem Takt klicken lassen, den Sie beruhigend finden.

16 Auf achtsame Weise abschalten

Wenn ich von der Arbeit nach Hause komme, bin ich mental erschöpft. Ich kann keine einzige Frage oder Aufgabe mehr bewältigen. Ich mache mich schnurstracks an einen Feierabend-Snack. Ich muss einen Happen essen, doch schließlich esse ich so viel wie für eine ganze Mahlzeit. Essen gibt meinen Händen etwas zu tun, während ich in eine andere Dimension gleite, wo ich nicht denken kann. Ich weiß nicht wirklich, was ich mache. Ich trete völlig weg wie ein Zombie, während ich mechanisch auf meinen Snacks herumkaue. Wenn ich fertig bin, ist es, als würde ich plötzlich ruckartig aus einem Fresskoma erwachen. Ich denke mir: „Oh, was habe ich getan?"
JENNIFER

Jennifer kehrt von der Arbeit heim, starrt ausdruckslos auf den Fernseher und kaut eine Stunde lang gedankenverloren auf Essen herum. Wie viele andere Menschen isst Jennifer lediglich, um die Welt für eine Weile auszuschalten. Dieser tranceartige Zustand schaltet ihre Gedanken ab und betäubt die Empfindungen in ihrem Körper. Für Jennifer ist das eine willkommene Abwechslung zu ihrem überlasteten Geist. Dummerweise ist geistig abwesendes Snacken eine mentale Pause, die gefährlich verlockend sein kann.

Es gibt viele Wege, abzuschalten oder Ihr Gehirn auszuruhen. Sie hören vielleicht während einer Konversation nicht mehr zu oder treten sogar beim Autofahren geistig weg. Wenn Sie aus Ihrem geistigen Autopiloten erwachen, merken Sie, dass Sie an Ihrem Ziel vorbeigefahren sind, und werden sich bewusst, wie geistig unbeteiligt Sie beim Fahren waren. Es ist ziemlich beängstigend, dass man in der Regel fast ohne jede gedankliche Beteiligung für kurze Zeit fahren, reden und essen kann. Essen, um abzuschalten, kann drastisch vermindert werden, wenn Sie alternative Mittel zur Entspannung Ihres Gehirns haben. Es beginnt damit, dass Sie sich die Erlaubnis geben, Ihren Geist abzuschalten. Das mag ein fremdartiges Konzept sein, wenn Sie mehrere Dinge gleichzeitig tun und viele verschiedene Aufgaben zugleich jonglieren.

Selbstberuhigungsmethode

Der leere Geist

Wenn Sie Essen als Mittel zum Abschalten verwenden, probieren Sie alternative Methoden für eine geistige Pause aus. Richten Sie Ihren Fokus auf sich wiederholende, monotone Aufgaben. Bringen Sie sich jedoch zunächst in die rechte geistige Verfassung. Setzen Sie sich hin. Erlauben Sie sich abzuschalten. Dieser Teil kann für geschäftige Mütter oder Menschen mit Persönlichkeitstyp A oder für Menschen, denen es einfach schwerfällt, still zu sitzen, schwierig sein. Um Ihnen zu helfen, Ihren Geist zu leeren, stellen Sie sich zunächst vor, Sie würden den Inhalt eines Papierkorbes auskippen. Dann stellen Sie sich vor, wie alle Gedanken in Ihrem Gehirn sich auf dieselbe Weise aus Ihrem Kopf ergießen wie beim Entleeren des Papierkorbes. Wählen Sie jetzt eine Tätigkeit, die keine geistige Beteiligung erfordert:

- Probieren Sie es mit dem Durchblättern einer Zeitschrift. Das ist eine Tätigkeit, die kaum aktiv und leidlich amüsant ist und keinerlei geistige Anstrengung erfordert. Ein Buch zu lesen, erfordert zu viel geistige Energie. Doch das bloße Anschauen von Bildern und Überfliegen von Fotos ist ausreichend, um sich frei von Gedanken zu entspannen, und es kann zudem nervöse Energie absorbieren.

- Sehen Sie fern. Das Anschalten des Fernsehers kann Ihnen oft helfen abzuschalten. Doch manchmal ist das einfach nicht aktiv genug, um sich abzulenken. Wenn fernzusehen bei Ihnen nicht funktioniert, versuchen Sie sich durch die Kanäle zu zappen. Achten Sie darauf, dass niemand anderes da ist, da es sie ein wenig auf die Palme bringen wird. Es ist so ähnlich wie das Durchblättern einer Zeitschrift. Die vielen Bilder, die kurz vor Ihren Augen auftauchen, stimulieren Ihren Geist und Ihre Sinne, doch sie erfordern keinerlei aktive mentale Tätigkeit.

- Wollen Sie völlig abschalten? Versuchen Sie, Ihre Augen zu schließen. Konzentrieren Sie sich darauf, auf die Leere und Dunkelheit im Innern Ihrer Augenlider zu starren.

- Begeben Sie sich zurück zu Ihren Wurzeln. Denken Sie an einige der Dinge, die Sie als Kind gerne gemacht haben. Es gibt nichts Beruhigenderes als nostalgische Erinnerungen aus der Kindheit, wie Modelliermasse zu formen oder gedankenversunken mit Buntstiften zu malen. Spielen verbraucht nicht viel mentale Energie, und es macht Spaß, regt Ihre Fantasie an und stärkt Ihre Energie.

- Probieren Sie Origami, die uralte japanische Kunst des Papierfaltens. Gehen Sie auf origami.com, wo Sie Hunderte von Beispielen finden. Es ist eine ganz leichte und gedankenfreie Tätigkeit, die Ihre Hände beschäftigen und von der Keksdose fernhalten wird.

17 Die Scarlett-O'Hara-Methode

Wie ich meine Diät sabotiere? Ich habe Hunderte verschiedene Wege. Doch was mich in die größten Schwierigkeiten bringt, ist, wenn ich Essen dazu benutze, um Zeit zu schinden. Wenn ich etwas hinauszögern will, habe ich plötzlich das Gefühl, wirklich einen Snack zu brauchen. Ich kann viel Zeit damit vergeuden, mich in der Küche nach einem Snack umzusehen.
ELLEN

„Ich kann jetzt nicht darüber nachdenken. Ich werde morgen darüber nachdenken." Das sind die berühmten Worte von Scarlett O'Hara aus dem klassischen Roman *Vom Winde verweht*. Sie war nämlich ganz schön unter Stress: Sie befand sich zwischen den Fronten in einem vom Krieg zerrissenen Land, sie war dabei, die Liebe ihres Lebens an eine andere Frau zu verlieren (wie sie glaubte), und Männer, die sie nicht liebte, aus Gründen der finanziellen Stabilität zu heiraten. Da hatte das Mädchen ziemlich viel um die Ohren. Was tat sie also? Sie entschied, dass sie sich zu dem Zeitpunkt gerade keine Gedanken darüber machen konnte. Im Geiste legte Scarlett ihre Sorgen auf einem imaginären Regal beiseite und holte sie nur dann hervor, wenn sie bereit war, sich damit zu befassen.

Ein Problem aufzuschieben ist etwas anderes, als es zu meiden oder zu ignorieren. Ein Problem *aufzuschieben* bedeutet, ein Thema auf strategische Weise anzugehen und den Entschluss zu fassen, sich zu einem bestimmten Zeitpunkt damit zu befassen. Wie es so schön heißt: Alles hat seine Zeit. Das ist ungefähr so, als würden Sie die Fotos Ihres Ex nach einer schwierigen Trennung weglegen. Wenn Sie aufgebracht sind, können Bilder schwermütige Gedanken auslösen und dazu führen, dass Sie sich länger mit der Trennung befassen. Wenn Sie soweit sind, sie anzuschauen, ohne deprimiert zu werden, können Sie sie wieder betrachten.

Selbstberuhigungsmethode

Packen Sie es in einen Schuhkarton

Snacks zu naschen ist oft ein Akt der Vermeidung. Wenn Sie sich gestatten, ein Problem anzupacken, wenn Sie wirklich bereit dazu sind, statt es überstürzt anzugehen, müssen Sie vielleicht keine Hinhaltetaktiken suchen. Und vielleicht müssen Sie sich nicht weiter so sehr mit Essen beschäftigen, dass Sie keine Zeit mehr haben, sich mit dem Problem zu befassen. Sichern Sie sich zu, dass es in Ordnung ist, mit einigen Ihrer Probleme zu warten, und dass Sie sich auf umsichtige Weise damit befassen werden, wenn Sie soweit sind.

Um diese Methode anzuwenden, machen Sie sich eine Schachtel, die Ihnen als vorübergehender Aufbewahrungsort für alles dient, was Ihnen Sorgen bereitet und womit Sie sich im Augenblick nicht befassen können. Sie können eine vorgefertigte Schachtel verwenden oder sich selbst eine machen. Wenn Sie sich mit einem Problem herumquälen, schreiben Sie darüber. Anschließend stecken Sie den Zettel in die Schachtel. Falls Sie sich nicht in der Nähe der Schachtel aufhalten, stellen Sie sich vor, Sie würden Ihr Problem in die Schachtel stecken. Wohin können Sie die Schachtel legen, bis Sie soweit sind, sich mit dem Problem zu befassen? Auf das oberste Schrankregal? Unter Ihr Bett? In eine Schublade? Wenn Sie bereit sind, sich mit dem Problem zu befassen, holen Sie die Schachtel hervor und öffnen Sie sie. Verpflichten Sie sich, einen Schritt nach dem anderen zu machen, um mit diesem schwierigen Thema umzugehen. Erstellen Sie eine Liste der notwendigen Schritte. Befassen Sie sich anschließend mit nur jeweils einer Aufgabe.

18 Finden Sie Ihre Schmusedecke

Ich trage einen speziellen Stift mit mir herum. Ich habe ihn an dem Tag bekommen, als ich das College absolvierte. Ich habe eine Lernschwäche. Der Collegeabschluss war der stolzeste Augenblick meines gesamten Lebens. Immer wenn ich aufgebracht bin, halte ich den Stift fest. Ich hole ihn bei aufreibenden Treffen und Konflikten mit meinem Vermieter hervor. Ich halte ihn ganz fest. Niemand bemerkt das wirklich. In letzter Zeit hilft mir der Stift bei der Bewältigung des Drangs, aus emotionalen Gründen zu viel zu essen. Manchmal halte ich ihn nur, um mich daran zu erinnern, wie es sich anfühlt, stolz auf mich selbst zu sein. Ich fühle mich sehr wohl in meiner Haut, wenn ich Essen nicht dazu verwende, mir ein gutes Gefühl zu geben. Wenn ich verärgert bin und aus Stress essen will, kritzele ich auf einem Stück Papier herum. Wenn ich aus Langeweile essen will, kritzele ich mit meinem Stift herum, bis das Verlangen nach Essen verschwunden ist.
MORGAN

Linus aus der Zeichengeschichte *Peanuts* von Charles M. Shultz hing sehr an seiner Schmusedecke. Wie die meisten Kinder nahm er sie überall hin mit. Man konnte nachvollziehen, weshalb er etwas brauchte, das ihm ein besseres Gefühl vermittelte. Seine Schwester Lucy und seine Freundin Sally haben ihn dauernd schikaniert. Auch wenn Sie wahrscheinlich dem Bedürfnis nach einer Schmusedecke entwachsen sind, trösten wir uns mit Objekten, die eine spezielle Bedeutung für uns haben.

Psychologen nennen diese Objekte Übergangsobjekte. Ein *Übergangsobjekt* ist ein materielles Objekt, das die Verbindung zur Mutter ersetzt und die Entwicklung eines separaten Selbst ermöglicht, ganz so, wie Linus seine Decke verwendet. Eine Decke oder ein Teddybär ist ein Ersatz für den behaglichen Trost einer Mutter. Als Kleinkind kann das Kind zu einem imaginären Freund übergehen oder zu einem speziellen Kuscheltier. Wenn wir älter werden, schätzen wir vielleicht sentimentale Gegenstände, die keinen anderen Wert haben als den, den wir über sie empfinden, wie beispielsweise ein bestimmtes Bild, eine Kaffeetasse oder ein Kissen. Es kann Ihre Stimmung aufhellen, wenn Sie es betrachten.

Es ist wahrscheinlich, dass Sie ein Übergangsobjekt haben. Es kann eine Glück bringende Hasenpfote sein oder eine Muschel, die Ihr Liebhaber während eines romantischen Strandspaziergangs aufgelesen hat. Sie tragen es vielleicht in Ihrer Jackentasche mit sich herum, damit Sie es anfassen können, oder Sie finden vielleicht, dass es Sie in eine bessere Stimmung versetzt, wenn Sie daran reiben. Falls Sie ein solches Objekt haben sollten, kann es hilfreich sein, es in der Nähe zu haben. Man weiß nie, wann man versucht ist, sich in eine bessere Stimmung zu naschen, und dieser Gegenstand kann Ihnen helfen, dies nicht zu tun.

Selbstberuhigungsmethode
Ein beruhigendes Objekt finden

- Verbringen Sie etwas Zeit damit, Gegenstände in Ihrem Haus zu identifizieren, die für Sie einen sentimentalen Wert haben. Vielleicht finden Sie ein Kleidungsstück. Oder es könnte eine Karte sein, die Ihnen jemand zu Ihrem Geburtstag geschickt hat. Legen Sie diese Gegenstände in eine spezielle Schachtel. Legen Sie die Schachtel weg, sodass die darin befindlichen

Gegenstände verfügbar sind, wenn Sie sie brauchen. Verrichten Sie diese Aufgabe, ehe Sie diese Gegenstände benötigen.

- Beachten Sie, dass dieses Buch ein Übergangsobjekt für Sie sein kann. Nehmen Sie es einfach zur Hand, wenn Sie Trost brauchen, und blättern Sie es durch. Es kann Ihnen ein besseres Gefühl geben, verschiedene Abschnitte laut zu lesen oder es nur in der Hand zu halten. Sie mögen sich dadurch getröstet und verstanden fühlen.

- Schmuck kann ein besonders beruhigender Gegenstand sein. Er braucht nicht teuer zu sein. Er muss für Sie nur auf irgendeine Weise etwas Besonderes sein. Es kann etwas sein, dass Sie von Ihrem Seelengefährten erhalten haben. Vielleicht hat Ihnen Ihre Großtante vor ihrem Tod eine Halskette gegeben, weil Sie ihr Liebling waren. Vielleicht haben Sie sich zu Ihrer Beförderung als spezielles Geschenk ein Armband gekauft. Armbänder, Halsketten und Ringe sind prima, weil Sie sie immer tragen und berühren können, wenn Sie einen Moment des Trostes benötigen. Achten Sie darauf, dass Sie kein Schmuckstück wählen, das Sie traurig macht, wie beispielsweise einen Ring Ihres Exmannes. Falls Sie keinen Schmuck haben, macht das nichts. Sehen Sie sich daheim nach anderen Gegenständen mit sentimentalem Wert um. Stecken Sie die abgerissene Eintrittskarte Ihrer Lieblingsband in Ihre Handtasche oder ein Foto in Ihre Geldbörse, das Sie stets zum Lächeln bringt. Es ist sehr hilfreich, etwas zu finden, das in Ihre Hand- oder Jackentasche passt.

19 Beruhigende Affirmationen

Ich habe gelesen, dass Affirmationen mir helfen können, positiver zu sein. Ich bin ein ziemlicher Pessimist. Wenn etwas schiefläuft oder schieflaufen könnte, gerate ich in Stress und esse wie verrückt. Aus diesem Grund habe ich drei positive Aussagen aufgeschrieben und sie an meinen Kühlschrank geheftet. Ich habe mich verpflichtet, jede einzelne wenigstens einmal am Tag laut aufzusagen. Was hatte ich schon zu verlieren? Anfangs fühlte ich mich dabei ziemlich dämlich. Doch ich habe trotzdem weitergemacht. Ich weiß noch genau, wann es „klick" gemacht hat. Ich hatte einen harten Tag gehabt und wollte gerade einen Schokoriegel aufmachen, als ich mich selbst innerlich sagen hörte: „Das ist nicht das Ende der Welt. Der morgige Tag wird besser sein." Ich legte den Schokoriegel weg. Das war eine Affirmation, die ich an meinem Kühlschrank hatte! Sie ist mir ohne jegliche Mühe in den Sinn gekommen. Sie ist irgendwie in mein Unterbewusstsein gekrochen, als ich nicht aufgepasst habe. Das ist ein ziemlich schmerzloser Weg, sich zu beruhigen und aufzuhören, sich vollzustopfen, wenn ich gestresst bin.
BRENDA

Der Buddha hat gesagt: „Du wirst zu dem, was du denkst." Obwohl diese Aussage Jahrhunderte alt ist, gilt sie auch weiterhin. Wenn Sie positiv denken, werden Sie auf vorteilhaftere Art und Weise handeln. Wenn Sie denken, dass Sie sich ohne Essen beruhigen können, werden Sie in einer Art und Weise handeln, die Ihnen dazu verhelfen wird, genau das zu tun. Wenn Sie denken, es sei unmöglich, werden Sie es nicht einmal versuchen. Aus diesem Grund üben Ihre Gedanken eine enorm große Kraft aus.

Wie können Sie sich also nach so vielen Jahren, in denen Sie das Gegenteil getan haben, davon überzeugen, dass Selbstberuhigung ohne Essen möglich ist? Affirmationen sind ein hilfreicher Schritt. Affirmationen sind positive, bejahende, bekräftigende Aussagen über sich selbst. Sie sind das Gegenteil von negativen Selbstgesprächen. Sie können Affirmationen verwenden, um Ihr Gehirn umzutrainieren, sich voller Zuversicht und Optimismus zuzutrauen, Methoden zur Selbstberuhigung wählen zu können, die kein Essen beinhalten.

Kritische Selbstgespräche können Sie hemmen und Ihrer Zuversicht schaden, Ihre ungesunden Essgewohnheiten ändern zu können. Affirmationen richten Ihren Geist auf positive Gedanken und helfen Ihnen, an der Ansicht festzuhalten, dass Wandel möglich ist (Epton & Harris, 2008). Zudem können Sie Affirmationen auf viele verschiedene Bereiche Ihres Lebens anwenden. Hier sind einige, die für bestimmte Zwecke angewendet werden können:

- *Physisch*: Ich habe einen gesunden Körper.

- *Emotional*: Ich bin ein starker Mensch und ein Überlebenskünstler. Ich habe viele verschiedene Dinge in meinem Leben bewältigt. Ich kann auch gefühlsbedingtes Essen bewältigen.

- *Intellektuell*: Ich bin ein intelligenter Mensch. Ich kann viele logische Wege zur Selbstberuhigung finden, die besser funktionieren werden als Essen.

- *Kreativ*: Ich kann über den eigenen Tellerrand hinausschauen. Ich kann viele Lösungen für stressbedingtes Essen finden.

- *Beziehungen*: Ich verdiene Respekt. Wenn ich mich um meinen Körper kümmere, respektiere ich mich selbst.

Selbstberuhigungsmethode

Ermutigende Worte, um stressbedingtes Essen zu beenden

Die Aneignung einer positiveren Sichtweise erfordert einigen Aufwand und Übung. Sprechen Sie die folgenden Aussagen mehrmals am Tag laut aus. Sie können Ihren Geist trainieren, affirmative Aussagen automatisch in Ihr Bewusstsein zu bringen. Wählen Sie eine oder mehrere aus, die bei Ihnen einen Widerhall finden. Schreiben Sie die Aussagen auf Karteikarten und platzieren Sie sie an leicht sichtbaren Orten, wie dem Armaturenbrett Ihres Autos, einem Spiegel, einer Tür oder Ihrem Telefon.

Versuchen Sie, präsent zu sein, wenn Sie diese Affirmationen aussprechen. Statt zu sagen: „Ich werde lernen, wie man stressbedingtes Essen stoppt", sagen Sie lieber: „Ich lerne, wie man stressbedingtes Essen sofort stoppt." Hier sind einige Beispiele, die Sie hilfreich finden mögen:

- Ich bin auf dem Weg, mich ruhiger zu fühlen.
- Essen wird das Problem nicht lösen.
- Ich bin gut darin, eine Herausforderung direkt anzugehen.
- Ich kann das. Es braucht lediglich Zeit.
- Ich kann warten. Mit ein wenig Geduld wird mein Hunger vorübergehen.
- Ich kann mich selbst beruhigen. Dazu brauche ich kein Essen.
- Ich werde mich jeden Moment weniger gestresst fühlen. Ich kann durchhalten.
- Ich genieße es, gesund zu sein
- Ich fühle mich innerlich gut und mein äußerer Körper ist gerade dabei, aufzuholen.

 **Von der Perfektionistin zur Realistin**

Es gibt nichts, was mich mehr zum Wahnsinn treibt, als mir zu sagen: „Das hast du wohl vergeigt. Du kannst also genauso gut gleich ganz aufgeben." Diese Worte nehmen mir jede Möglichkeit, mit stressbedingtem Essen aufzuhören, bevor es zu spät ist.
TERRI

Terri quält sich mit etwas herum, das manche meiner Klienten kreativ „Schwarz-Weiß-Denken" genannt haben, allgemeinhin bekannter als Schwarz-Weiß-Malerei. Schwarz-Weiß-Denken sind extreme Aussagen mit wenig Flexibilität oder Raum für Grautöne. „Ich vermassele immer alles" ist ein gutes Beispiel für Schwarz-Weiß-Denken. Höchstwahrscheinlich ist das Wort „immer" nicht völlig zutreffend. Wörter wir „immer" und „nie" stellen die Tatsachen übertrieben dar. Nicht schwarz-weiß zu denken ist weniger extrem und ist oft eine präzisere Beschreibung der Situation. Es stimmt wahrscheinlich beispielsweise, dass Sie ab und zu aus Stress essen, aber nicht immer. Je polarisierter Sie in Ihrem Denken werden, desto extremer können Ihre Reaktionen sein.

Gefühlsesser sind gewöhnlich gut im Schwarz-Weiß-Denken. Sie sind der Ansicht, sie müssten entweder genau richtig essen, oder aber ihr gesamtes Essverhalten sei völlig verkehrt. Diese Denkweise vollzieht sich häufig automatisch, und mitunter sind die Gefühlsesser sich dessen nicht bewusst. Es ist wichtig, sich seines eigenen Schwarz-Weiß-Denkens bewusst zu sein. Diese Denkweise kann Sie dazu überreden, übermäßig zu essen oder ganz aufzugeben. Schwarz-Weiß-Denken sieht keinen Unterschied zwischen geringfügigem oder übermäßigem stressbedingten Essen. Aber es besteht ein gewaltiger Unterschied!

Selbstberuhigungsmethode

Schwarz-Weiß-Denken einstellen

Ihre Aufgabe besteht darin, aus der alten Angewohnheit des Schwarz-Weiß-Denkens auszubrechen. Hier sind einige Tipps, um aktiv einige beruhigendere und realistischere Gedanken zu wählen.

- **Achten Sie auf Wörter, die Auslöser sind.** Dies sind unter anderem Bezeichnungen wie „stets", „nie", „immer", „perfekt", „Desaster" und „unmöglich". Wenn Sie sich diese Wörter sagen hören, versuchen Sie ihnen mit einem weniger extremen Ausdruck wie „manchmal", „gelegentlich", „gut genug" und so weiter zu begegnen. Im Kontext von Essverhalten bilden diese Wörter typischerweise Sätze wie: „Ich bin ein totaler Versager", „Ich habe alles ruiniert" und „Ich werde niemals aufhören können, aus Stress zu essen". Richten Sie Ihr Augenmerk stattdessen auf eine realistischere Aussage wie beispielsweise: „Ich bin oft in der Lage, mich durch andere Aktivitäten als Essen zu beruhigen".

- **Formen Sie realistische Erwartungen.** Wenn Sie sich überfordert fühlen, liegt das teilweise oft an unrealistischen Zielsetzungen, die Sie unmöglich erfüllen können. Gefühlsesser sind dafür bekannt, dass sie sich auf Versagen vorprogrammieren. Aussagen wie „Ich werde morgen nur gesunde Nahrungsmittel essen" oder „Ich werde nie wieder einen Donut essen" sind Schwarz-Weiß-Aussagen. Sie müssen sich etwas Spielraum lassen, sodass Sie sich hier und da einen Ausrutscher leisten können.

- **Die Zweiminutenregel.** Gefühlsesser meinen oft, dass sie Dinge perfekt tun müssen, sonst geben sie auf. Sie meinen, sie müssten sie entweder eine halbe Stunde lang üben oder gar nicht. Entschließen Sie sich vielmehr alles, was es auch sei, nur zwei Minuten lang auszuprobieren. Probieren Sie beispielsweise eine Selbstberuhigungsmethode nur zwei Minuten lang aus. Schauen Sie, was passiert.

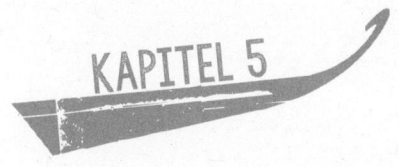

KAPITEL 5

Wohltuende Empfindungen zur körperlichen Beruhigung und Entspannung

Beim Essen aus Stress geht es überwiegend darum, einen Weg zu finden, um abzuschalten und auszuspannen. Auf einem Hamburger herumzukauen oder eine Eiswaffel zu lutschen ist für den Körper entspannend und angenehm. Glücklicherweise gibt es eine Reihe gesunder Wege, Ihre Nerven und Ihren Körper zu beruhigen, die nichts mit Essen zu tun haben. In diesem Kapitel wird es Ihre Aufgabe sein, neue Wege zur Beruhigung auszuprobieren. Ein größeres Körperbewusstsein hilft Ihnen, besser auf sich achtzugeben. Zum Glück ist Ihr Körper eines der besten natürlichen Werkzeuge, die Sie haben, um die Hektik und den Stress des Alltagslebens zu bewältigen. Es gibt viele gesunde Mittel und Wege, Ihren Körper zu beruhigen. In diesem Kapitel werden Sie Wissenswertes über Entspannungsmethoden, körperliches Training, Yoga und Wege erfahren, um Ihre Sinne zu verwöhnen. Das Beruhigen Ihres Körpers kann Ihren Geist trainieren, weniger emotional auf Stress zu reagieren.

Stress und Ihr Körper

Ihr Körper kriegt oft die Hauptlast von Stress und Stressessen ab. Menschen, die chronisch gestresst sind, sind oft der Beweis dafür. Sie neigen aufgrund ihrer geringeren Immunität häufiger zu Erkältungen und bekommen früher im Leben graue Haare. Gefühle der Überforderung und Überbelastung führen bei Menschen entweder zu großem Gewichtsverlust oder zu großer Gewichtszunahme. Zudem versucht Ihr Körper bei chronischem Stress das Gewicht zu halten, indem er es in Ihrer Bauchregion speichert. Die Auswirkungen, die Stress auf Ihren Körper hat, liefern ein starkes Argument, um gesunde Mittel und Wege zur eigenen Beruhigung zu finden, statt sich durch gefühlsbedingtes Essen potenziell zu schaden.

Lassen Sie uns kurz betrachten, welche Auswirkungen Stress auf Ihren Körper hat. Wenn Sie eine Gefahr oder Bedrohung wahrnehmen, wird im Allgemeinen die HPA-Achse (bestehend aus dem Hypothalamus, der Hypophyse und den Nebennierenrinden) aktiviert. Sie signalisiert dem Körper, die Stresshormone Cortisol und Adrenalin sowie den Neurotransmitter Noradrenalin auszuschütten. Diese Substanzen produzieren die Kampf-oder-Flucht-Reaktion, die den Körper darauf vorbereitet, mit einem stressvollen Ereignis umzugehen. Diese komplexe Reaktion wirkt sich in vielfacher Hinsicht auf Ihren Körper aus. Eine der Folgen ist Ihr Verlangen, zu essen und Energie zu speichern.

Vielleicht ist Ihnen aufgefallen, dass Ihr Verlangen nach süßen, fetthaltigen und salzhaltigen Nahrungsmitteln sprunghaft zunimmt, wenn Sie unter großem Stress stehen. Das liegt daran, dass Ihr Körper versucht, das Gleichgewicht Ihrer Hormone und Neurotransmitter schnell und natürlich wiederherzustellen. Wenn der Stress anhält und Ihr Körper nicht in der Lage ist, zu seinem natürlichen Gleichgewicht zurückzukehren, sendet

Ihr Körper Signale an Ihr Gehirn aus, dass es einen Weg finden muss, das Gleichgewicht wiederherzustellen. Das geschieht oft, indem Sie sich Nahrungsmittel suchen, die Ihre Neurotransmitter und Stresshormone regulieren und vorübergehend Ihre Energie erhöhen.

Wenn Sie sich beruhigen können, vermindern Sie die stattfindenden physiologischen und chemischen Stressreaktionen. Aus diesem Grund hat die Art und Weise, wie Sie Stress bewältigen, eine direkte Auswirkung auf Ihren Körper. Ihre Aufgabe besteht darin, Ihren Geist und Ihre physischen Reaktionen, die Sie auf den Stress haben, zu beruhigen. Das Beruhigen Ihres Körpers kann Ihnen helfen, auf natürliche Weise zu Ihrem Gleichgewicht zurückzukehren, nachdem Sie von Stresshormonen überflutet wurden, und das kann im Gegenzug helfen, Ihren Appetit zu regulieren.

21 Ihre Sinne verwöhnen

Ahhh. Das ist das Geräusch, das meinen Lippen entweicht, wenn ich einen Schluck heißen Tee trinke. Er hält mich von gefühlsbedingtem Essen ab, weil ich es wirklich genieße, ihn zu trinken. Ich lechze nach der Wärme, die sich in meinem gesamten Körper ausbreitet, wenn ich langsam schlückchenweise trinke. Ich versuche, meine Sorgen loszulassen und den Empfindungen zu folgen, während sich mein Körper aufwärmt, ganz so, als würde ich neben einem gemütlichen Kamin sitzen.
CARMELA

Es ist wirklich kein großes Geheimnis, warum manche Nahrungsmittel so beruhigend sind. Ihre Nase findet den Duft einer frisch gebackenen Zimtschnecke himmlisch. Ein Teller heißer Rindfleischeintopf wärmt Ihren Körper an einem kalten Tag. Eine Portion Eiscreme kann Ihre Zunge kühlen und gleichzeitig Ihre Geschmacksnerven für Süßes stimulieren. Menschen greifen oft nach dem Wohlbehagen von Essen, weil es ein Weg ist, ihre Sinne zu beglücken. Zum Glück gibt es eine Menge gesunder, nicht kalorienreicher Wege, sich Ihrer Empfindungen besser bewusst zu werden – das heißt, das, was Sie sehen, hören, berühren, schmecken und riechen, besser wahrzunehmen.

Selbstberuhigungsmethode

In wohltuende Empfindungen gleiten

Versuchen Sie, einen oder mehrere Ihrer Sinne zu beruhigen, wenn Sie Wohlbefinden suchen. Sie werden erstaunt sein, wie sehr es das Verlangen nach gefühlsbedingtem Essen vermindert.

- **Lichttherapie.** Sonnenlicht oder helles Tageslichtspektrum auf Ihrer Haut kann Ihre Stimmung erheblich aufhellen. Sie ist eine der Hauptbehandlungsformen für saisonal-affektive Störung (SAD), einer leichten Form von Depression, unter der manche Menschen während der Wintermonate leiden, wenn es wenig Sonnenlicht gibt (Golden et al., 2005). Sonnenlicht hilft, Ihre innere Uhr umzustellen und Ihren Serotoninspiegel zu erhöhen. Wenn Sie ein Bedürfnis nach Wohlbehagen verspüren, setzen Sie sich im indirekten Sonnenlicht an ein Fenster oder begeben Sie sich dreißig Minuten nach draußen – aber vergessen Sie nicht, Sonnencreme und Sonnenbrille zu benutzen. Falls es dort, wo Sie wohnen, im Winter sehr wenig Sonnenlicht gibt, oder falls Sie nicht nach draußen können, denken Sie darüber nach, sich eine Therapielampe zu kaufen. Das sind helle Lampen, die Sie im Haus verwenden können und die dieselbe heilende Wirkung haben wie Sonnenlicht.

- **Heißen oder kalten Tee trinken.** Falls Ihr stressbedingtes Essverhalten nach einem Muster verläuft, können Sie vielleicht eine Teepause einlegen, wenn Sie an einem gewissen Punkt des Tages anfällig dafür sind, aus emotionalen Gründen zu essen. Tee ist chemisch komplex. Er hat viele verschiedene Inhaltsstoffe, die Neurotransmitter beeinflussen, und andere, die Stimmung regulierende Substanzen. Es wurde nachgewiesen, dass schwarzer Tee das Stresshormon Cortisol senkt (Steptoe et al., 2006). Kamille ist eine Kräuterteesorte, die sehr bekannt für ihre wohltuenden und beruhigenden Eigenschaften ist.

- **Einen warmen oder kalten Waschlappen auflegen.** Legen Sie zur Beruhigung Ihres Körpers einen feuchten Waschlappen auf Ihre Augen, Füße oder Stirn. Wählen Sie abhängig davon, was Ihnen in dem Moment wohltuender erscheint, einen warmen oder kalten Lappen.

- **Wickeln Sie sich in eine Decke ein; hüllen Sie sich ein.** Das Umlegen einer leichten Decke wird Sie nicht nur aufwärmen, sondern es wird Ihnen auch ein sehr beschütztes und wohliges Gefühl geben. Sie können sich auch ein weiches Baumwolllaken zulegen und eine dicke Daunendecke, um sich im Bett zuzudecken.

- **Kaufen Sie sich einen kostengünstigen Springbrunnen.** Der Klang plätschernden Wassers klingt für die Ohren sehr entspannend und angenehm. In den letzten Jahren sind erschwingliche kleine Springbrunnen für den Schreibtisch auf den Markt gekommen.

- **Tragen Sie Ihre Lieblingskleidung.** Ziehen Sie Ihren bequemen Lieblingspullover an oder das Hemd, zu dem Ihnen andere immer Komplimente gemacht haben. Attraktive Kleidung zu tragen kann ein großartiges Stärkungsmittel für Tage sein, an denen Sie sich nicht ganz auf der Höhe fühlen.

 **Wohltuende Düfte für Ihre Regeneration**

Der Duft warmer Zimtschnecken bringt mich in Sekundenschnelle auf Touren. Allein schon ein kurzes Schnuppern des Aromas löst alle möglichen Emotionen aus. Es ist erstaunlich, wie der Duft ein fieberhaftes Verlangen auslöst, Zimtschnecken zu essen, obgleich nirgendwo welche in Sicht sind. Andere Düfte finde ich beruhigend. Ich liebe es, eine nach Jasmin duftende Kerze anzuzünden. Ich atme langsam ein. Auch der Duft von Lavendel ist erstaunlich beruhigend. Er ist nicht so köstlich wie ein Stück Kuchen. Aber ein kleiner Dufthauch kann sofort eine Zen-Stimmung schaffen.
MELANIE

Das Geruchsvermögen ist auf eine ganz andere Weise in unser Gehirn eingebaut als das Hör-, Seh-, Geschmacks- oder Tastvermögen. Düfte werden direkt vom Gehirn verarbeitet und nicht durch andere Gehirnareale übermittelt, wie bei den anderen Sinnen. Erinnerungen werden oft durch Düfte ausgelöst, denn sie betreffen den *Hippocampus*, den Bereich des Gehirns, der Erinnerungen speichert. Gerüche wirken sich auch auf die *Amygdala* aus, auf den Teil des Gehirns, der Emotionen auslöst. Das ist der Grund, weshalb ein kleiner Dufthauch von frisch gemähtem Gras sehr lebhafte Erinnerung zurückbringen kann, wie Sie draußen als Kind gespielt haben. Der Geruch ist mitsamt Ihren anderen Erinnerungen und Emotionen in Ihrem Gehirn eingespeichert.

Formen der Aromatherapie gibt es seit Langem. Die alten Griechen und Römer vertrauten auf ätherische Öle in Form von Parfüm. Die frühen olympischen Athleten rieben ihre Muskeln zum Lösen von Verspannungen mit parfümierten Ölen ein. In der klassischen östlichen Medizin sind aromatische Öle altbekannte Mittel. In der Bibel gibt es viele Stellen, die auf den Gebrauch von Ölen hindeuten. In den vergangenen Jahren wurden diese uralten Verfahren der Aromatherapie getestet und man fand heraus, dass sie sich positiv auf Körper, Geist und Seele auswirken (Moss et al., 2008).

Im Allgemeinen haben wohltuende Düfte viele positive Auswirkungen. Ein angenehmes Aroma hat einen raschen beruhigenden Effekt, ganz ähnlich wie Essen. Es wirkt umgehend. Im Gegensatz zu Drogen und Antidepressiva haben angenehme Aromen keine Nebenwirkungen. Es kann nicht schaden, sie auszuprobieren. Einen Dufthauch warmer Brownies einzufangen, kann zwar große Anspannung verursachen oder Ihnen Angst machen, Sie könnten zu viel essen, aber viele Aromen haben diesen Effekt nicht. Sie erzeugen keine Sorgen über Gewichtszunahme.

Selbstberuhigungsmethode

Düfte für die Sinne

Wenn der Duft von frischem Brot oder brutzelndem Speck Ihren Appetit anregt, versuchen Sie ihn zu zügeln, indem Sie so schnell wie möglich einen anderen Duft in Ihre Nase einatmen. Düfte können auf zweierlei Weise verabreicht werden: durch Aufnahme über die Haut oder durch die Geruchskanäle.

Gehen Sie in einen Bioladen und schauen Sie sich nach ätherischen Ölen um. Suchen Sie sich hundert Prozent reine ätherische Öle, deren Wirkstoffen eine beruhigende und entspannende Wirkung nachgesagt wird. Bewahren Sie einige davon in Ihrem Schreibtisch am Arbeitsplatz auf. Schnuppern Sie ein paar Mal daran, wenn Sie versucht sind, Ihren nachmittäglichen Gang zum Münzautomaten zu machen. Oder führen Sie eine Flasche in Ihrer Handtasche mit.

Sie wissen nicht, welchen Duft Sie wählen sollen? Der beruhigendste Duft soll Lavendel sein. Weitere wohltuende Düfte sind Kamille, Rose, Pfefferminze, Zitrone, Eukalyptus und Lemongras. Doch denken Sie daran, dass es eine Frage der persönlichen Vorliebe ist, welche Düfte Sie gerne mögen. Probieren Sie einige Düfte aus und finden Sie einen, der bei Ihnen funktioniert.

Für den Sorgenesser oder Nachtesser: Waschen Sie Ihre Bettlaken mit einer Spur Lavendel. Legen Sie sich eine Weile auf das nach Lavendel duftende Bettlaken, wenn Sie sich emotional entspannen müssen oder wenn Sie versucht sind, aus Stress zu essen. Zudem kann Ihnen der Duft nachts zu einem besseren Schlaf verhelfen.

Für den ständigen Esser: Wenn Sie sich beim unentwegten Essen ertappen, zünden Sie ein parfümiertes Teelicht an. Ein Teelicht ist ganz klein und brennt gewöhnlich schnell ab. Versuchen Sie, solange mit dem Essen zu warten, bis das Teelicht abgebrannt ist. Wahrscheinlich wird Ihr Verlangen nach Essen vergehen, während Sie warten und sich auf den wohltuenden Duft konzentrieren.

Für den Angstesser: Sie können Düfte mit Massage kombinieren. Massieren Sie Ihre Füße, Handgelenke oder Ihren Nacken mit parfümiertem Öl. Falls Sie den Duft auch riechen möchten, reiben Sie ein wenig auf Ihre Ohrläppchen. Achten Sie darauf, welche Düfte Sie auswählen. Sorgen Sie dafür, dass Sie die Zustimmung Ihres Arztes erhalten, und lesen Sie das Etikett. Vorsicht: Manche Kräuterdüfte können direkt in Ihre Blutbahn aufgenommen werden oder können Ihre Haut irritieren, wenn sie direkt auf die Haut aufgetragen werden.

Essen aus Langeweile und zur Entspannung: Rosmarin und Jasmin sind belebende Düfte. Für Menschen, die aus Langeweile essen, kann es hilfreich sein, ihr Gehirn mit Hilfe energiespendender Düfte zu stimulieren. Falls Sie keine Düfte parat haben, werden Sie improvisieren müssen. Kaffee ist ein starkes Aroma, das viele Menschen als gleichzeitig beruhigend und stimulierend empfinden. Bewahren Sie einen Plastikbeutel mit aromatischen Kaffeebohnen in Ihrer Handtasche auf. Stellen Sie sicher, dass der Beutel fest verschlossen ist, sonst wird Ihre gesamte Handtasche von dem Duft durchdrungen werden.

23 Yoga für Anfänger

Yoga ist das Einzige, was bei mir funktioniert. Ich kann wegen meines lädierten Knies nicht körperlich trainieren, aber die Yogastellungen sind kein Problem für mich. Nachdem ich ein paar Stellungen gemacht habe, fühle ich mich entspannter. Ich bin nicht so auf Stressessen fixiert. Es lockert meine Muskeln, die sich durch die ganze Anspannung und den Stress, den ich mit mir herumtrage, verspannen.
NATALIE

Natalie war wie viele Gefühlsesser. Anfangs rümpfte sie die Nase über Yoga und sagte: „Es bringt einen nicht so ins Schwitzen wie Aerobics. Wie soll es mir dann helfen, mein Gewicht zu managen?" Natalie änderte bald ihre Meinung.

Yoga bringt Sie vielleicht nicht immer ins Schwitzen, aber es kann Ihnen helfen, mit dem Verlangen fertig zu werden, zwischen den Mahlzeiten zu naschen. Es kann zudem Ihr stressbedingtes Essen eindämmen (Boudette, 2006; Daubenmier, 2005). Yoga bringt Ihnen im Wesentlichen bei, eine starke Körper-Geist-Verbindung zu haben. Die Stärkung dieser Verbindung ermöglicht Ihnen, besser auf Ihren Körper zu hören. Wenn Sie die Dinge langsamer angehen lassen und Ihre Aufmerksamkeit auf Ihren Magen lenken, beginnen Sie genauer zu wissen, was er will und braucht.

Ihr Körper sendet Hinweise aus, die Sie wissen lassen, wann Sie hungrig und wann Sie satt sind. Doch Sie müssen sie erkennen können. Yoga bringt Ihnen bei, sich auf Ihre Körperempfindungen einzustimmen, sodass Sie sie fühlen und gut kennen können. Dann können Sie emotionalen und körperlichen Hunger genauer voneinander unterscheiden. Wenn Sie wirklich mental präsent und im Moment sind – und das lernen Sie beim Yoga –, sind Sie sich der inneren Regungen Ihres Körpers bewusst. Dieses Gewahrsein hält Sie davon ab, achtlos Essen in Ihren Mund zu stecken, wenn Sie angespannt oder aufgebracht sind.

Natalie begann, jeden Tag Yoga zu praktizieren. Bald bemerkte sie die positiven Resultate, die viele Menschen, die Yoga praktizieren, beschreiben. Sie wurde flexibler, ausdauernder und stärkte ihre Muskeln. Wenn sie angespannt war, machte sie zur Entspannung ein paar Yogaübungen, statt auf etwas zu essen herumzukauen, wie sie es früher getan hatte. Indem sie stressbedingtes Essen aus ihrem Leben strich, nahm sie ab, auch wenn sie niemals ins Schwitzen kam.

Selbstberuhigungsmethode
Nehmen Sie eine Yogapose ein

Wenn Sie Ihr Naschen nicht in den Griff zu bekommen scheinen, hören Sie mit dem auf, was Sie gerade tun, und widmen Sie sich zehn Minuten lang Yogaübungen. Stellen Sie den Wecker. Wenn der Wecker läutet, hinterfragen Sie das Ausmaß Ihres Hungers. Wahrscheinlich fühlen Sie sich sehr viel ruhiger und haben das Verlangen, zu essen, besser unter Kontrolle. Denken Sie daran, dass Sie diese Posen nicht perfekt zu machen brauchen.

- **Der Schneidersitz.** Versuchen Sie, nur eine einfache Yogapose zu erlernen. Werden Sie darin zum Experten. Wenn Sie in schlechter Stimmung sind oder kurz vor einem gefühlsbedingten Fressgelage stehen, probieren Sie die *Sukhāsana*-Pose, auch bekannt als die perfekte Pose. Es bedeutet im Wesentlichen, mit gekreuzten Beinen zu sitzen. Denken Sie daran, wie leicht Ihnen diese Sitzstellung als Kind fiel. Wenn Sie diese Haltung als Erwachsener einnehmen, denken Sie darüber nach, welches Gefühl sie Ihnen vermittelt. Höchstwahrscheinlich werden Sie einige Zeit brauchen, um diese Position wieder zu erlernen. Sie bemerken vielleicht, wie Sie Ihre Beine kreuzen und daran arbeiten, eine angenehme Position zu finden. Sitzen Sie fünf Minuten lang in dieser Position. Konzentrieren Sie sich auf Ihre Atmung. Seien Sie sich Ihrer Körperhaltung bewusst. Achten Sie darauf, wie sich Ihre Empfindungen mit der Zeit verändern, während Sie dasitzen.

- **Die Kriegerpose.** Es erfordert eine Menge Mut und Stärke, sich seiner Essgelüste zu erwehren. Ziehen Sie Ihren inneren Krieger hinzu. Diese Stellung stärkt gleichzeitig den gesamten Körper und verbessert die Selbstkontrolle. Spreizen Sie Ihre Füße gut einen halben Meter auseinander. Setzen Sie Ihr rechtes Bein ungefähr dreißig Zentimeter nach hinten. Dann heben Sie Ihre Arme, sodass sie sich parallel zum Boden befinden. Beugen Sie langsam Ihr linkes Knie, bis Ihre Hüfte parallel zum Boden ist. Heben Sie Ihre Arme über Ihren Kopf. Dann lassen Sie Ihre Arme behutsam und langsam herunter, wobei Ihr linker Arm geradeaus zeigt und Ihr rechter Arm nach hinten, bis Ihre Arme parallel zum Boden sind. Konzentrieren Sie sich auf einen vor Ihnen liegenden Punkt. Atmen Sie einige Male tief ein, lassen Sie Ihre Arme an den Seiten herunter und bringen Sie Ihre Beine zusammen. Wechseln Sie nun die Seiten, mit Ihrem rechten Arm und Bein voran. Falls diese Anleitungen für Sie zu schwer zu befolgen sind, nehmen Sie einfach eine Haltung ein, von der Sie sich vorstellen könnten, dass ein Krieger sie einnehmen würde. Falls Sie fortgeschrittenere Posen erlernen oder Bilder sehen möchten, gehen Sie auf *www.yogajournal.com*

 **Im Fitnessstudio des Lebens schwitzen**

Ich habe nicht viel Zeit zu trainieren und bin nicht besonders gut darin. Aber ich muss zugeben, dass ich mich so richtig gut fühle, wenn ich erst einmal in die Gänge komme. Als meine Tochter zwei Jahre alt wurde, habe ich mehr trainiert als je zuvor in meinem Leben. Aber nicht im Fitnessstudio. Ich bin einfach ständig hinter ihr hergelaufen.
KIM

Falls Sie nicht bereits Sport treiben, um innere Ruhe zu finden, ist es wahrscheinlich eine rechte Herausforderung für Sie, ausreichend körperliche Bewegung zu bekommen. Sie lieben wahrscheinlich das Gefühl, das Ihnen Sport oder ein flotter Spaziergang bereitet. Aber Sie scheinen sich trotz emotionaler Belohnungen nicht motivieren zu können, es regelmäßig zu tun. Wenn Sie Ihren Körper bewegen, wird eine Flut von Wohlfühlsubstanzen, wie Endorphine und Neurotransmitter, freigesetzt, die Ihre Stimmung heben.

Fall Sie einen Mangel an Zeit und Energie als größte Hürde für regelmäßiges körperliches Training verantwortlich gemacht haben, werden Sie froh sein zu hören, dass Sie nicht ins Fitnessstudio gehen müssen, um die positive Wirkung dieser natürlichen, wohltuenden Substanzen zu erhalten. Es gibt viele mühelose Wege, wie Sie Ihren Körper bewegen können, die sehr wenig Zeit, Schweiß oder Geld erfordern. Sie brauchen sich nicht besonders anzustrengen, um körperliche Bewegung zu bekommen. Wahrscheinlich bekommen Sie allein schon durch Ihre normalen täglichen Aktivitäten etwas Bewegung. Falls dies der Fall sein sollte, ist es wichtig, sich dessen bewusst zu sein und es anzuerkennen.

Eine Studie von Crum und Langer (2007) untersuchte Hausangestellte, die keinen Sport trieben, aber durch ihre Reinigungsarbeiten körperliche Bewegung hatten. Die einzige Intervention der Wissenschafter war zu betonen, dass Putzen und Schrubben körperliche Betätigungen sind. Sie klärten sie darüber auf, wie viele Kalorien bei Tätigkeiten wie Putzen und Schrubben verbrannt werden. Zudem sagten die Forscher den Probanden, wie sich diese Art der Betätigung auf vielerlei andere Weise positiv auf ihren Körper auswirkt. Das Ergebnis war überraschend. Die Probanden verloren Gewicht, ihr Blutdruck senkte sich und es stellte sich heraus, dass sie in mehrfacher Hinsicht bedeutend gesünder waren. Das bloße Würdigen ihrer Bewegungen als körperliches Training (statt einer Veränderung ihres Verhaltens) brachte signifikante gesundheitliche Vorteile. Wenn Sie also das nächste Mal Ihrem Kind auf dem Spielplatz hinterherrennen oder zwei Stockwerke hochlaufen, schenken Sie dem Aufmerksamkeit. Sagen Sie sich: „Das ist ein großartiges Training!"

Selbstberuhigungsmethode
Ins Fitnessstudio des Lebens gehen

Erstellen Sie eine Liste der Aktivitäten, durch die Sie auf natürliche und mühelose Weise körperliche Bewegung erhalten können. Sie mögen diese Aktivitäten nicht als Training betrachtet haben, weil sie nicht in einem Fitnessstudio stattfinden. Doch Betätigungen wie Einkaufstüten die Treppen hochtragen, hinter den Kindern herrennen, Staubsaugen und das Umsteigen von der U-Bahn in einen Bus sind allesamt Formen körperlicher Betätigung. Finden Sie nach dem Erstellen Ihrer Liste Wege, um die physische Intensität nur ein klein wenig zu steigern. Tragen Sie beispielsweise jeweils nur eine Einkaufstüte die Treppe hinauf, sodass Sie mehrmals gehen müssen. Machen Sie extra Gänge zum Kopiergerät. Planen Sie eine besonders romantische Nacht, um für längere Zeit intensiven Sex zu haben.

Beschleunigen Sie Ihren Herzschlag in weniger als fünf Minuten

- Springen Sie vierzig Mal wie ein Hampelmann auf und ab. Das können Sie beispielsweise während der Werbeunterbrechungen machen.
- Machen Sie fünfzig kreisförmige Hula-Hoop-Bewegungen. Falls Sie keinen Hula-Hoop-Reifen haben, stellen Sie sich vor, Sie hätten einen um Ihre Körpermitte, und machen Sie kreisförmige Hüftbewegungen.
- Legen Sie sich auf den Boden, strecken Sie Ihre Füße nach oben und machen Sie kreisförmige Bewegungen mit Ihren Beinen wie beim Fahrradfahren, bis Sie müde werden und Ihre Beine nicht länger in der Luft halten können.
- Tanzen Sie einen ganzen Song hindurch. Bewegen Sie sich von Anfang bis Ende zu dem Song.
- Haben Sie Sex. Jede Art von sexueller Aktivität, die Erregung bei Ihnen hervorruft, setzt Substanzen im Körper frei, die Ihre Stimmung aufhellen.

Bringen Sie jeden Tag, den Sie trainieren, einen Zettel an Ihrem Wandkalender an. Benutzen Sie Codierungen für unterschiedliche gesunde Verhaltensweisen – ein blauer Stern könnte einen Spaziergang bedeuten und ein gelber Zettel Fahrradfahren. Achten Sie darauf, ob die Häufigkeit Ihres gefühlsbedingten Essens nachlässt, wenn Sie körperlich mehr trainieren. Streben Sie danach, sich mindestens dreißig Minuten am Tag körperlich zu betätigen.

25 Schlafen Sie drüber

Ich habe Nachtdienst in einer Notfallaufnahme. Wenn ich nach Hause komme, bin ich durch den Umgang mit einem endlosen Strom an Unfall- und Intensivpatienten total angespannt. Wenn ich zu Hause meine Schuhe ausziehe, bin ich physisch und emotional ausgebrannt. Statt ins Bett zu gehen, habe ich die sehr schlechte Angewohnheit, lange aufzubleiben, was dazu führt, dass ich Snacks esse. Ich kreise um meine Küche wie ein Flugzeug, das in einer Warteschleife hängt. Dann sitze ich vor dem Computer, knabbere Bretzeln und versuche, aus meiner gedrückten Stimmung rauszukommen. Wenn ich einfach ins Bett gehe und mich nicht vollstopfe, wache ich am nächsten Tag ganz erfrischt auf und fühle mich wieder wie ein vernünftiger Mensch. Wenn nicht, räume ich den gesamten Kühlschrank leer.
RHONDA

Wir spielen oft den Wert und die Notwendigkeit von Schlaf herunter. Manchmal sind wir sogar stolz auf uns, mit wie wenig Schlaf wir auskommen können. Schlaf ist nicht nur beruhigend, sondern lebensnotwendig. Ohne ausreichenden Schlaf kann man sich gereizt fühlen oder man ist sehr viel anfälliger für unkontrolliertes Essen. Schlaf hilft Ihnen auch, Ihren Geist zu klären. Wenn Sie gut geschlafen haben, bemerken Sie vielleicht, dass Sie die Dinge mit anderen Augen sehen. Das kann teilweise darauf zurückzuführen sein, dass ein negativer Gedankengang unterbrochen wurde.

Neurowissenschaftler glauben, dass Schlaf Menschen dazu verhelfen kann, ihre Gefühle zu verarbeiten und sich Fakten zu merken. Wenn Sie für eine Prüfung lernen, werden Sie beispielsweise mehr in Erinnerung behalten, wenn Sie studieren und anschließend schlafen, als wenn Sie aufbleiben und die ganze Nacht hindurch lernen. Denken Sie darüber nach, inwieweit dies für gefühlsbedingtes Essen gilt. Wahrscheinlich werden Sie am Morgen klarer denken und sich emotional weniger angespannt fühlen. Ein klarer Kopf bedeutet ausgewogeneres Essverhalten.

Guter Schlaf kann Ihnen sogar helfen, auf Ihre Linie zu achten (Jones, Johnson & Harvey-Berino, 2008). Die beiden Hormone, die Ihren Appetit regeln, sind Leptin und Ghrelin. Wenn Sie zu wenig schlafen, geraten diese Hormone aus dem Gleichgewicht. Menschen, die zu wenig Schlaf bekommen, haben gewöhnlich niedrige Leptinwerte und hohe Ghrelinwerte. Dies führt zu gesteigertem Appetit. Das auf reduzierten Schlaf zurückzuführende Ungleichgewicht kann zu Fettleibigkeit beitragen. Guter Schlaf kann also nicht nur Ihrer Stimmung helfen, sondern auch Ihren Appetit stabilisieren.

Selbstberuhigungsmethode

Schlaf auf achtsame Weise akzeptieren

- Wenn Sie in Erwägung ziehen, mehr zu schlafen, sagen Sie sich dann „Ich habe zu viel zu tun"? Wenn ja, arbeiten Sie daran, sich die Erlaubnis zu geben, mehr zu schlafen. Schlaf regeneriert nämlich Ihren Körper und wird dafür sorgen, dass Sie sich erfrischter und produktiver fühlen. Akzeptieren Sie auf achtsame Weise das Bedürfnis nach Schlaf, selbst wenn es nicht gut in Ihre Pläne passt.

- Bedenken Sie, dass sieben bis neun Stunden Schlaf pro Nacht optimal sind (Jones, Johnson & Harvey-Berino, 2008). Bei weniger Stunden setzen Sie sich vielleicht der Gefahr stressbedingten Essens und erhöhten Gewichts aus.

- Wenn Sie das Verlangen nach Essen verspüren, versuchen Sie ein kurzes Nickerchen zu machen, um Ihre Batterien wieder aufzuladen.

- Befragen Sie Ihren Körper: „Hast du wenig Energie? Willst du essen, um dich ein wenig zu stärken?" Gefühlsesser greifen oft aus Gründen des Wohlbefindens nach Essen, wenn sie wenig Energie haben. Überlegen Sie, ob Ihnen Schlaf die Energie geben kann, die Sie in Essen suchen.

- Falls Sie gerade keine Zeit haben, ein Nickerchen zu machen, oder sich nicht in der Nähe eines Betts befinden, verschränken Sie einfach Ihre Arme und legen Sie Ihren Kopf auf Ihren Schreibtisch. Lassen Sie Ihren Geist einen Augenblick lang ruhen. Atmen Sie tief.

- Falls es Ihnen schwerfällt, zu schlafen, probieren Sie es mit Baldriantee, der den Ruf genießt, den Schlaf zu fördern. (Aber fragen Sie Ihren Hausarzt, um sicherzustellen, dass das in Ordnung ist.)

26 Stress mit einem heißen Bad begegnen

Es gibt einen bekannten Spruch: „Wenn alles andere versagt, nimm ein Bad." Das ist ein ziemlich guter Ratschlag. Es ist jetzt Teil meiner Routine, abends ein wohltuendes Bad zu nehmen, statt Erdnüsse und Chips zu knabbern. Die Seifenblasen und das warme Wasser lassen meinen Stress viel besser und länger dahinschwinden als Snacks. Wenn ich in die Wanne steige, denke ich an Essen, doch wenn ich fertig bin, sind derartige Gedanken verschwunden.
JILL

Hydrotherapie gibt es schon seit den Zeiten der alten Römer. Sie bauten Bäder sowohl zum Baden als auch zur Heilung körperlicher Beschwerden. Hitze und Wasser sind zwei der wirkungsvollsten natürlichen Heilkräfte. Wenn sie miteinander verbunden werden, leisten sie großartige Arbeit, den Körper sanft zu massieren und zu entspannen.

Eine heiße Dusche oder ein Bad fühlt sich nicht nur gut an, sondern hat eine positive klinische Wirkung. Die medizinische Wirkung von heißen Bädern ist untersucht worden (Cox, Bernstein & Hooper, 2000). Patienten mit Typ-2-Diabetes saßen sechs Mal die Woche jeweils dreißig Minuten lang in einem Whirlpool. Nach nur zehn Tagen berichteten sie, dass sie Gewicht verloren hatten, weniger Insulin benötigten, besser schliefen und sich wohler fühlten.

Neben der positiven physischen Wirkung ist ein Bad oder eine Dusche leicht verfügbar und bietet einen privaten Raum, um wieder Energie zu tanken. Andere wagen es selten, einen dort zu stören. Doch viele Menschen erhalten nicht die vollen emotionalen Vorteile einer wohltuenden Dusche, weil sie ihre Probleme mit unter die Dusche nehmen, statt sie an der Tür abzulegen. Es mag sich dabei um jene Menschen handeln, die nur in der Privatsphäre ihres eigenen Badezimmers weinen können. Sie benutzen die Dusche, um ihre Gefühle zu verstecken, und nicht, um sie wegzuwaschen.

Falls Ihnen das bekannt vorkommt, denken Sie darüber nach, eine andere Art von Bad zu nehmen, ein achtsames Bad.

Selbstberuhigungsmethode

Mit Achtsamkeit ein Bad nehmen

Ein achtsames Bad ist ein Bad, das Sie allein nehmen und nicht zusammen mit den Hunderten von Problemen, die Sie haben.

- Versuchen Sie damit aufzuhören, jede Sorge und problematische Konversation in Ihrem Geist erneut abzuspielen, während Sie sich waschen. Lenken Sie Ihre Aufmerksamkeit vielmehr ganz und gar auf das, was mit Ihrem Körper vor sich geht. Richten Sie Ihre Aufmerksamkeit auf die Wassertropfen auf Ihren Armen. Atmen Sie den Seifenduft ein. Wenn Sie bemerken, wie Ihre Aufmerksamkeit sich wieder zur Aufzählung Ihrer täglichen Belastungen hinwendet, lenken Sie sie einfach wieder zurück zum jetzigen Moment, indem Sie sich auf körperliche Empfindungen konzentrieren.

- Nehmen Sie einige wohltuende Badelösungen, Badesalze und Öle zur Hand, bevor Sie ins Bad oder unter die Dusche steigen. Seifenblasen fangen die Düfte ein, besonders wenn sie parfümiert sind. Diese Seifenblasen senden beruhigende Düfte ans Gehirn. Der Geruchsnerv ist eng mit dem limbischen System verbunden, mit dem Teil des Gehirns, der Emotionen verarbeitet. Das bedeutet, wenn Sie Ihrem Gehirn angenehme Düfte senden, werden sie wahrscheinlich wohltuende Gefühle stimulieren.

- Falls es Ihnen schwerfällt, von Ihren Sorgen abzulassen, kann es hilfreich sein, Imagination zu verwenden. Stellen Sie sich beim Einmassieren des Shampoos in Ihre Haare vor, Sie würden alle Ihre negativen Gedanken herauswaschen.

- Wir alle entspannen uns auf unterschiedliche Art und Weise, besonders wenn wir von Wasser umgeben sind. Denken Sie sich ein wohltuendes Ritual aus. Spielen Sie dieselbe Musik ab. Besorgen Sie sich einen flauschigen, weißen Bademantel, in dem Sie sich nach dem Bad oder der Dusche entspannen können.

- Nehmen Sie anstelle eines Bades ein Dampfbad für Ihr Gesicht. Gießen Sie heißes Wasser in eine Schüssel. Halten Sie Ihr Gesicht in sicherer Entfernung über die Schüssel und legen Sie ein Handtuch über Ihren Kopf, um den Dampf einzufangen, der von der Schüssel aufsteigt. Lassen Sie ausreichend Belüftung zu, um bequem atmen zu können.

- Falls es mitten am Tag und einfach unmöglich ist, eine Dusche zu nehmen, begeben Sie sich ins Badezimmer und halten Sie Ihre Hände eine Minute lang unter warmes Wasser. Konzentrieren Sie sich auf die Empfindungen, wenn das Wasser über Ihre Hände spült.

Das Verlangen, zu essen, wegfegen

Die meisten Menschen meinen, Saubermachen sei eine lästige Pflicht. Doch mich beruhigen Putzen und Aufräumen unglaublich. Ich habe eine endlose Anzahl Schubladen, die ich aufzuräumen habe. Es fühlt sich sehr produktiv an und lenkt mich von den Süßigkeiten ab, die in meinem Küchenschrank lauern.
JENNA

Um einen Beruhigungseffekt zu erzielen, kommt es beim Saubermachen darauf an, sich ständig zu beschäftigen, sich etwas Produktives vorzunehmen, das einem ein Gefühl der Erfüllung vermittelt, und seinen Körper in Bewegung zu halten. Es geht nicht darum, ein blitzsauberes Haus zu haben oder die Sachen sauber und in perfekter Ordnung zu haben. Das Ziel ist, Ihren Körper und Geist in ein aktives und lohnendes Projekt einzubinden.

Hausarbeit kann ermüdend sein, wenn Sie eine lange Liste von Hausarbeiten zu erledigen haben, von denen Sie meinen, dass Sie sie alle erledigen müssen, oder wenn die Absicht ist, andere Menschen zufriedenzustellen. Bei dieser Methode des Saubermachens geht es darum, sich selbst zu helfen und niemand anderem. Es geht nicht darum, Dinge zu erledigen, auch nicht um ein sauberes Haus, sondern um Ihnen zu helfen, mit dem fertig zu werden, was Sie antreibt zu essen.

Selbstberuhigungsmethode

Essen aus Stress wegputzen

- Stellen Sie sich für den Notfall eine Box mit Reinigungsmitteln zusammen. Es ist frustrierend, nach einem Schwamm suchen zu müssen, wenn Sie versuchen, mit gefühlsbedingtem Essen aufzuhören.
- Räumen Sie einen Wandschrank oder eine Schublade in Ihrem Schreibtisch auf. Suchen Sie sich ein kleines Projekt aus. Wenn Sie sich einen zu großen Bereich aussuchen, fühlen Sie sich vielleicht überfordert und demzufolge vielleicht schlechter.
- Treffen Sie eine Entscheidung darüber, welche Reinigungstätigkeit Sie gerne machen. Mag sein, dass Sie Fensterputzen hassen, aber gerne bügeln, weil Sie da an einer Stelle stehen können. Vielleicht mögen Sie es, still zu kehren, haben aber eine Abneigung gegen Staubsaugen, weil es zu laut ist. Wenn Sie ein gründlicher Mensch sind, mag das Fliesenschrubben das Richtige für Sie sein, anstatt eine große Ladung Wäsche in die Waschmaschine zu werfen.

 **Den Karneval in Ihrem Kopf abstellen**

Wenn mich das Leben überfordert, werde ich zum meisterhaften Stressesser. Ich gerate in diese Stimmung, in der es mir egal ist, was ich esse. Nachher ist es mir schon wichtig, aber ich habe nicht die emotionale Energie, auch nur eine weitere Entscheidung zu treffen. Essen hilft mir, meine Angst abzumildern. Da ich niemals frei von täglichen Scherereien sein werde, muss ich einen Weg finden, um damit fertig zu werden. Wenn ich beispielsweise mein Handy auch nur für eine Stunde ausschalte, hilft mir das, die Dinge ruhiger anzugehen und etwas mehr Zeit für mich zu haben, um meine Batterien wieder aufzuladen.
CARRIE

Stellen Sie sich vor, Sie fahren Auto. Sie erkennen plötzlich, dass Sie falsch abgebogen sind. Was machen Sie unter anderem als Erstes, wenn auch unbewusst? Sie schalten wahrscheinlich das Radio aus. Sie versuchen, alle zusätzlichen Reize und Ablenkungen zu reduzieren. Wird Ihnen das helfen, die Abzweigung zu finden, die Sie hätten nehmen sollen? Das ist eher unwahrscheinlich. Doch das Abschalten des Radios reduziert den Wirrwarr, den Ihr Gehirn entwirren muss, um sich auf das Finden der richtigen Abzweigung zu konzentrieren.

Sie können in die Falle tappen, aus Stress zu essen, weil Sie sich durch alles überfordert fühlen, was um Sie herum vor sich geht. Falls Sie jedes Mal zusammenzucken, wenn Ihr Handy klingelt oder wenn Sie laute Musik hören, ist Ihr Körper vielleicht überlastet. Wenn Ihre Sinne ständig aktiv sind und unablässig Informationen verarbeiten, kommt es zu Reizüberflutung. Ihre

Augen und Ohren haben keine Gelegenheit, zu ruhen. Essen kann ein Versuch sein, das Trommelfeuer von Empfindungen, die Sie den Tag über wahrnehmen, vorübergehend abzumildern oder zu übertönen.

Reizüberflutung ist bei Kleinkindern ein weitverbreitetes Problem. Menschen, die mit Babys spielen, übertreiben es oft mit ihrem Getue und Gesinge unmittelbar vor der Nase des Kindes. Oft wenden Babys ihre Augen von dem Erwachsenen ab, um einen Augenblick der Ruhe zu erhaschen. Auch Teenager sind anfällig für Reizüberflutung. Zu viele blinkende Videospiele, Lichter und Apparate mit allem möglichen Schnickschnack können ihr Gehirn ein wenig benommen machen. Sowohl Kinder als auch Erwachsene können davon profitieren, ihren Sinnen etwas Ruhe zu gönnen. Es kann helfen, sich zu konzentrieren und zu beruhigen.

Selbstberuhigungsmethode
In den Abschaltmodus wechseln

Beseitigen Sie so viele Reize wie möglich, wenn Sie sich überfordert fühlen. Das hilft Ihnen, die Anzahl der Dinge zu reduzieren, die Ihr Gehirn identifizieren und durchforsten muss:

- Wenn Sie sich das nächste Mal überfordert fühlen, begeben Sie sich an einen ruhigeren Ort.
- Seien Sie nicht erreichbar. Schalten Sie Ihr Handy aus. Schließen Sie Ihre E-Mails.
- Achten Sie darauf, wie viel Koffein Sie zu sich nehmen. Unser System kann durch zu viel Koffein überstimuliert werden. Koffein kann Sie auch aufgedreht und nervös machen.

- Stellen Sie sich vor, Sie wären eine menschliche Statue. Seien Sie ganz still.

- Fahren Sie alle Ihre Sinne herunter. Schalten Sie zunächst das Licht aus. Bedecken Sie Ihren Kopf mit einem Kissen. Lassen Sie die Jalousien herunter. Falls Sie die Helligkeit nicht beeinflussen können, schließen Sie einfach Ihre Augen. Die Belastung Ihres Gehirns wird allein schon durch Beseitigung der visuellen Reize ein wenig verringert.

- Stellen Sie alles ab, was Krach macht. Schalten Sie das Radio aus. Suchen Sie sich einen ruhigen Ort. Wenn er nicht ruhig genug ist, suchen Sie sich einen ruhigeren Ort, und sei es nur die Duschkabine. Das ist oft ein guter Platz, um die Batterien wieder aufzuladen, denn dort wird Sie niemand stören.

- Beseitigen Sie alle unangenehmen Gerüche. Falls Sie sie nicht beseitigen können, versuchen Sie, an etwas Angenehmem zu schnuppern, wie einem Apfel, einer Tasse Kaffee, einer Orangenschale oder einem Tropfen Vanille.

- Ziehen Sie sich etwas Weicheres an. Ziehen Sie sich einen kuscheligen Pullover über. Vielleicht ist Ihre Kleidung nicht bequem. Ziehen Sie sich etwas an, das weit und locker ist.

- Setzen Sie sich Kopfhörer auf. Selbst wenn Sie keine Musik abspielen, werden die Leute Sie in Ruhe lassen, wenn Sie welche tragen.

- Begeben Sie sich an einen Ort, der sehr still ist, wie eine Bücherei oder ein Museum, oder setze Sie sich einfach mit ausgeschaltetem Radio in Ihr Auto.

- Benutzen Sie Ihre Hände, um äußere Reize auszublenden. Legen Sie eine Minute lang Ihre Daumen auf Ihre Ohren. Während Ihre Daumen noch auf Ihren Ohren liegen, nehmen Sie Ihre Zeigefinger, um Ihre geschlossenen Augen abzudecken. Bleiben Sie einige Minuten lang so sitzen.

29 Selbsthypnose

Es war eine Herausforderung, das Geheimnis zu enträtseln, weshalb ich aus emotionalen Gründen esse. Es gibt so viele Gründe. Für mich ist es am besten, nicht einmal zu fragen warum und mich einfach darauf zu konzentrieren, dem Einhalt zu gebieten. Manchmal verwende ich Selbsthypnose. Es ist im Grunde genommen nur ein Mittel, um mit meinem Körper zu sprechen und ihm zu sagen, wie er sich zu entspannen hat.
KAYLA

Falls Sie schon einmal irgendwelche Entspannungstechniken oder Yoga praktiziert haben, sind Sie vielleicht auch ein Anhänger von Selbsthypnosetechniken wie progressiver Muskelentspannung. Bei Selbsthypnose geht es im Wesentlichen darum, verbal mit sich selbst detaillierte Anleitungen zur Entspannung der Muskeln und des gesamten Körpers durchzugehen.

Bei der progressiven Muskelentspannung werden bestimmte Muskelgruppen der Reihe nach angespannt und entspannt. Versuchen Sie es einen Augenblick lang. Machen Sie eine Faust und drücken Sie fest zu. Halten Sie die Faust mindestens zehn Sekunden lang. Wenn Sie loslassen, werden Sie eine Veränderung im Muskeltonus bemerken. Diese Technik funktioniert, weil Sie den Muskel zwingen, sich anzuspannen und dann zu entspannen. Wenn Sie Ihre Muskeln zur Anspannung zwingen, kehren sie in einen entspannteren Zustand zurück als vorher. Diese Muskeln senden daraufhin Signale an den Rest des Körpers, sich ebenfalls in einen entspannteren Zustand zu begeben.

Selbstberuhigungsmethode

Progressive Muskelentspannung

Beginnen Sie an der Spitze Ihres Kopfes und arbeiten Sie sich durch Ihren Körper nach unten. Richten Sie Ihre Aufmerksamkeit bewusst auf jeden Teil Ihres Körpers, während Sie ihn anspannen und entspannen. Fühlen Sie, wie Ihr Körper nach unten zu sinken scheint, während Sie einen Muskel oder eine Muskelgruppe entspannen.

- Machen Sie es sich bequem. Setzen Sie sich hin, Ihre Fußsohlen flach auf dem Boden, oder legen Sie sich auf den Boden. Atmen Sie tief.

- Beginnen Sie an der Spitze Ihres Kopfes. Spannen und entspannen Sie Ihre Gesichtsmuskeln. Drücken Sie Ihre Augen eine Minute lang ganz fest zu. Bleiben Sie so. Dann lassen Sie los.

- Spannen Sie Ihre Kiefermuskeln an. Bleiben Sie so. Lassen Sie los.

- Spannen Sie Ihre Schultern an. Bleiben Sie so. Lassen Sie los.

- Fühlen Sie Ihre Hände. Machen Sie mit beiden Händen eine Faust. Bleiben Sie so. Lassen Sie los.

- Spannen Sie Ihre Gesäßbacken an. Bleiben Sie so. Lassen Sie los.

- Fühlen Sie Ihre Oberschenkel. Spannen Sie die Muskeln an. Bleiben Sie so. Lassen Sie los.

- Fühlen Sie Ihre Knie. Spannen Sie die sie umgebenden Muskeln an. Bleiben Sie so. Lassen Sie los.

- Spannen Sie Ihre Zehen an. Bleiben Sie so. Lassen Sie los.

Wenn Sie Ihren Körper progressiv entspannt haben, gehen Sie ihn im Geiste durch, um herauszufinden, ob es irgendeinen Teil gibt, der noch angespannt ist. Sollten Sie einen finden, spannen und entspannen Sie diesen Teil nochmals.

Selbstberuhigungsmethode

Wärmen und beruhigen Sie Ihren Körper

Probieren Sie eine kleine Übung aus, die dem Autogenen Training ähnelt, einer Technik zur Entspannung des Körpers (Setter & Kupper, 2002). Wenn Sie sich diese verbalen Befehle geben, versuchen Sie, die Wörter im Geiste in Bilder zu verwandeln. Setzen Sie sich bequem hin. Schließen Sie Ihre Augen, wenn Sie mögen. Atmen Sie tief. Richten Sie Ihre Aufmerksamkeit darauf, das zu fühlen, was Sie Ihrem Körper befehlen zu empfinden. Sprechen Sie die folgenden Befehle langsam aus und versuchen Sie, das zu empfinden, was Sie Ihren Körperteilen mitteilen.

> Mein rechter Arm ist schwer.
> Mein linker Arm ist schwer.
> Mein rechtes Bein ist schwer.
> Mein linkes Bein ist schwer.
> Mein Nacken und meine Schultern sind schwer.
> Ich fühle mich ruhig und friedlich.
> Mein rechter Arm ist warm.
> Mein linker Arm ist warm.
> Mein rechtes Bein ist warm.
> Mein linkes Bein ist warm.
> Mein Nacken und meine Schultern sind warm.
> Ich fühle mich ruhig und friedlich.

Meine Stirn ist warm.
Mein Bauch ist warm und voll.
Mein Bauch fühlt sich warm und befriedigt an.
Mein Herzschlag ist ruhig und regelmäßig.
Ich fühle mich ruhig und friedlich.

Wiederholen Sie die gesamte Sequenz, so oft Sie mögen.

 ## Seien Sie Ihr eigener Masseur

Daoyin ist Teil der chinesischen Medizin. Im Grunde genommen handelt es sich um Selbstmassage. Wenn ich sie praktiziere, hilft mir das, die Balance in den Teilen meines Körpers wiederherzustellen, die sich angespannt oder schmerzhaft anfühlen. Wenn ich die Selbstmassagetechniken anwende, kann ich fühlen, wie das Blut fließt, und ich fühle mich ruhig – viel ruhiger, als wenn ich aus Stress esse ...
ERIC

Wenn wir uns alle in einer Wellness-Einrichtung für eine therapeutische Massage anmelden könnten, wäre das für die meisten von uns eine ideale Methode zur Beruhigung. Leider können das die meisten von uns nicht so oft tun, wie wir es gerne hätten. Zudem benötigen wir die positive Wirkung einer Massage dann, wenn wir mit gefühlsbedingtem Essen zu kämpfen haben, und nicht wenn wir einen Termin für eine Massage haben. Glücklicherweise können Sie sich selbst massieren und fast dieselbe positive Wirkung erzielen. Es kann sein, dass Sie bereits irgendeine Form der Selbstmassage praktizieren und es nicht wissen. Wenn Sie beispielsweise Kopfschmerzen haben, reiben Sie sich vielleicht an der Stelle, wo es schmerzt, die Stirn. Oder wenn Sie einen harten Tag hatten, ziehen Sie vielleicht Ihre Schuhe aus und reiben sich die Füße.

Damit Massage wirklich effektiv sein kann, müssen Sie sich Ihres Körpers bewusst sein. Konzentrieren Sie sich auf die Stellen, die Wohlbefinden und Heilung brauchen. Fühlen sich Ihre Schultern verspannt an? Schmerzt irgendein Teil Ihres Körpers? Welcher Teil Ihres Körpers benötigt Linderung? Das Gute an Selbstmassage ist, dass Sie Kontrolle über den angewandten Druck haben. Sie können Ihren Körper nach Belieben erforschen und herausfinden, was sich wirklich gut für Sie anfühlt.

Massagetherapie bietet etliche wichtige gesundheitliche Vorteile, wie etwa bessere Blutzirkulation, geringere Muskelverspannung sowie Entspannung. Zudem hellt sie Ihre Stimmung auf, indem sie für Stressabbau sorgt und Ihre Endorphinwerte oder die Werte anderer biochemischer Substanzen steigert, die Ihnen ein gutes Gefühl geben.

Selbstberuhigungsmethode

Seien Sie Ihr eigener Masseur

Falls körperliches Unbehagen der Grund für Ihr gefühlsbedingtes Essen ist, probieren Sie einige dieser Methoden aus. Wenn Sie sich mit Ihrem körperlichen Unbehagen befassen, stellen Sie vielleicht fest, dass Ihr gefühlsbedingter Essdrang nachgelassen hat.

- **Hände.** Für diese Methode benötigen Sie ein wenig Körperlotion. Tragen Sie etwas Lotion auf Ihre Hand auf und reiben Sie beide Handflächen gegeneinander. Nehmen Sie zur Kenntnis, wie das Reiben etwas Wärme erzeugt. Dann falten Sie Ihre Hände. Massieren Sie mit einem Daumen den Handballen unterhalb des anderen Daumens mit kreisförmigen Bewegungen. Massieren Sie weiter und bewegen Sie sich zur Mitte Ihrer Handfläche hin. Massieren Sie jede Hand zwei Minuten lang.

- **Füße.** Diese Übung kann im Stehen oder Sitzen gemacht werden. Für eine Fußmassage benötigen Sie einen harten Strandball, Golfball oder einen Tennisball. Falls Sie dies im Stehen machen, halten Sie sich an einem Stuhl fest, um sich abzustützen. Setzen Sie einen Fuß auf den Ball. Dann rollen Sie Ihren Fuß auf dem Ball vor und zurück. Als Nächstes setzen Sie Ihren Spann auf dem Ball auf und erhöhen nach und nach den Druck. Rollen Sie den Ball unter Ihrem Spann hin und her. Dann rollen Sie ihn unter Ihren Zehen und Ihrer Ferse. Gehen Sie auf gleiche Weise mit Ihrem anderen Fuß vor.

- **Schultern.** Zum Massieren Ihrer Schultern können Sie ebenfalls einen Tennisball verwenden. Halten Sie den Ball an eine Wand hinter Ihren Schultern. Drücken Sie den Ball mit Ihren Schultern gegen die Wand und rollen Sie den Ball solange zwischen Ihren Schulterblättern hin und her, bis Sie fühlen, dass sich Ihre Schultern entspannen. Machen Sie dies etwa drei bis fünf Minuten lang.

- **Augen.** Fühlen sich Ihre Augen angespannt an? Reiben Sie Ihre Handflächen mehrmals rasch gegeneinander. Beim Reiben werden Ihre Handflächen warm. Dann bedecken Sie rasch Ihre Augen mit Ihren Handflächen. Halten Sie Ihre Augen eine halbe Minute lang bedeckt. Die Wärme Ihrer Hände wird auf Ihre Augen übertragen.

- **Ohren.** Reiben Sie zunächst sanft mit Daumen und Zeigefinger entlang der äußeren Ohrränder und dann die Ohrläppchen. Fahren Sie solange damit fort, bis Ihre Ohren sich wärmer anfühlen.

- **Gesicht.** Verwenden Sie Ihre Daumenknöchel zum Massieren Ihres Gesichts. Reiben Sie mit beiden Daumenknöcheln sanft entlang Ihrer Nase auf und ab, massieren Sie auf und ab. Falls Sie etwas sanfteren Druck möchten, verwenden Sie dazu Ihre Fingerspitzen. Massieren Sie kreisförmig um Ihre Augen herum und über Ihren Augenbrauen.

- **Kopf.** Setzen Sie beide Ellenbogen auf einem Tisch auf. Legen Sie Ihre Fingerspitzen auf Ihre Kopfhaut unterhalb des Haaransatzes. Massieren Sie Ihren Kopf mit Ihren Daumen und Fingerspitzen.
- **Bauch.** Es ist eine natürliche Reaktion, sich den Bauch zu reiben, wenn man zu viel gegessen hat. Reiben Sie etwa zwanzig Mal mit Ihrer Hand oder Handfläche mit kreisförmigen Bewegungen im Uhrzeigersinn über Ihren Bauch. Im Uhrzeigersinn ist dieselbe Richtung, die das Essen in Ihren Eingeweiden nimmt. Diese Art der Massage unterstützt den Verdauungsprozess.

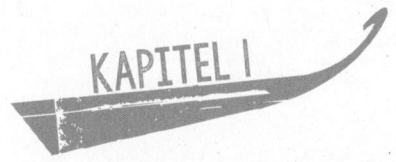

KAPITEL 1

Entspannung durch Ablenkung

Sie können Methoden der Achtsamkeit dazu nutzen, sich bei der Bewältigung von stress- oder gefühlsbedingtem Essen zu helfen, indem Sie sich offen und neugierig mit den Dingen befassen, die Sie plagen. Denn so mancher könnte meinen, Ablenkung sei das genaue Gegenteil von Achtsamkeit. Aber in diesem Kontext bedeutet Ablenkung etwas ganz anderes. Wenn Sie aus gefühls- oder stressbedingten Gründen essen wollen, bedeutet Ablenkung, Ihre Aufmerksamkeit zielgerichtet auf etwas anderes als Essen zu richten.

Ablenkung bedeutet nicht, Ihren Gefühlen aus dem Weg zu gehen oder ihnen zu entfliehen, so wie Sie es bei achtlosem Handeln tun. *Sich abzulenken* bedeutet, die eigene Aufmerksamkeit von einer emotionalen Situation strategisch wegzulenken und auf eine neutralere Aktivität zu richten. Das kann eine sehr hilfreiche Bewältigungsstrategie sein, wenn man sich scheinbar nicht von stressbedingtem Essen befreien kann.

Ablenkung ist besonders hilfreich, wenn Sie nicht wirklich physisch hungrig sind. Wenn Sie Ihren Geist mit etwas anderem beschäftigen, kann Ihnen das helfen, weniger in Ihren negativen Emotionen gefangen zu sein. Ablenkung kann Ihnen helfen, Abstand zu gewinnen und einen Moment innezuhalten, um Ihre Gefühle zu betrachten. Manchmal kann Ablenkung Sie sogar physisch aus der Nähe von Essen entfernen. Wenn Sie schwimmen, können Sie sich nicht auf eine Packung Kekse stürzen. Aktives Verhalten beseitigt die Option, zu essen. Sie können sich auch durch Tagträumerei ablenken und sich einfach entscheiden, über etwas anderes nachzudenken, das wohltuend ist.

Ablenkung ist besonders hilfreich, wenn sie stattfindet, *bevor* Sie sich aufs Essen einlassen, und nicht erst, wenn Sie schon am Essen sind. Beachten Sie aber auch, dass Ablenkung während des Essens sogar zu erhöhtem Konsum führen kann (Bellisle & Dalix, 2001). Deshalb ist es keine gute Idee, während des Essens zu lesen. Die in diesem Kapitel erörterten Methoden sollten angewandt werden, sobald Sie sich des gefühlsbedingten Drangs nach Essen bewusst werden.

31 Emotionale Pflaster

Manchmal weiß ich nicht, ob ich esse, weil ich essen will oder weil es sich einfach gut anfühlt, auf etwas herumzukauen. Die Bleistifte auf meinem Schreibtisch sind völlig bis zum Stummel heruntergekaut. Manchmal hilft es, mein Verlangen einzudämmen, einen Donut zu mampfen, wenn ich mir ein Fruchtkaugummi in den Mund stecke. Ich bin froh, dass ich kein Raucher bin, sonst würde ich qualmen wie ein Schornstein. Ich stecke unentwegt irgendetwas in meinen Mund. Jetzt geht es nur noch darum, auf Dingen herumzukauen, die nicht dick machen.
MONICA

Manche Gefühlsesser essen nur um des reinen Essens willen. Es ist einfach angenehm, sich etwas Süßes in den Mund zu stecken oder auf etwas herumzukauen. Das Gefühl des Kauens ist sowohl anregend als auch beruhigend. Wenn Freud heute noch leben würde, hätte er sicher das eine oder andere dazu zu sagen. Er würde dieses Bedürfnis, sich durch Essen zu trösten, „orale Fixierung" nennen. Freud zufolge findet die orale Entwicklungsphase während der ersten achtzehn Lebensmonate statt.

Wenn Sie jemals ein Kind gehabt haben, wissen Sie, dass in dieser Phase alles in den Mund des Babys wandert. Kleinkinder erkunden die Welt durch Schmecken und Berühren. Freud glaubte, wenn diese Entwicklungsphase nicht angemessen gelöst wird (das heißt, wenn das Kind zu früh oder zu spät von der Brust oder Flasche entwöhnt wird), entwickelt das Kind im späteren Leben die Besessenheit, Dinge in seinen Mund zu stecken, seien es Zigaretten oder Essen. Es wird angenommen, dass orale Fixierung zu Problemen beiträgt, die mit dem Mund zu tun haben, wie übermäßiges Essen, übermäßiges Reden, Nikotinsucht, übermäßiger Genuss von Zucker, das Herumkauen auf Strohhalmen und Alkoholsucht. Weitere Symptome sind unter anderem ein sarkastischer und verletzender Charakter, wobei Menschen mit dem Mund verbal Feindseligkeit ausdrücken. Man könnte meinen, dass Freuds Theorie allzu simpel sei, da es viele psychologische, soziale und biologische Faktoren gibt, die zu allen diesen Problemen beitragen. Ungeachtet solcher Kritik wissen wir aber, dass der Akt des Kauens zuweilen recht beruhigend sein kann.

Selbstberuhigungsmethode

Beruhigendes Kauen

- Probieren Sie, auf etwas zu kauen, das nichts mit Essen zu tun hat, wie beispielsweise ein Minzdragee, ein Stück Kaugummi, ein Strohhalm oder selbst Ihr Stift, falls nichts anderes zur Hand ist.
- Einer der leichtesten Wege, um starke orale Fixierung zu bewältigen, ist, jede Menge Flüssigkeit zu trinken. Haben Sie eine kleine nachfüllbare Wasserflasche in Griffweite. Füllen Sie sie immer wieder auf. Das Wasser (bzw. die Flüssigkeit) sollte Ihnen helfen, ruhiger zu werden. Bedenken Sie, dass Ihr Körper überwiegend aus Wasser besteht. Wenn Sie Wasser nachfüllen, stellen Sie das natürliche Gleichgewicht wieder her. Lassen Sie Kaffee, Tee oder koffeinhaltige Softdrinks weg. Sie reduzieren Ihren Wasserhaushalt, statt ihn aufzufüllen. Sie können auch ausprobieren, einen Eiswürfel zu lutschen.

- Sie können sich Kaugummis aus dem Bioladen besorgen. Es gibt sie in verschiedenen Geschmacksrichtungen. Sie sind ein Ersatz fürs Essen, und es heißt, sie seien gut für die Zähne und das Zahnfleisch. Sie können auch helfen, mit dem Rauchen aufzuhören.

32 Shoppen und Vergessen

Ich habe es mir verdient. Das sagen mir meine Gedanken, wenn ich dabei bin, das Törtchen zu essen, das vor mir steht. Ich bin ein guter Mensch. Ich habe hart gearbeitet. Ich habe mir dieses Törtchen verdient. Das ist eine gefährliche Denkweise, die mich stets dazu bringt, aus emotionalen Gründen zu essen.
MIMI

In Zeiten wirtschaftlicher Not verweisen Ökonomen auf den sogenannten „Lippenstiftindikator". Historisch gesehen wird während eines wirtschaftlichen Abschwungs auffallend mehr Lippenstift verkauft. Für Frauen ist der Kauf eines Lippenstifts ein leichter und erschwinglicher Weg für einen raschen Stimmungsaufheller, der den Tag aufheitern kann, denn er sprengt nicht das Konto und verursacht keine Gewichtszunahme.

Wenn Sie essen, um sich zu belohnen, um zu genießen oder um sich zu verwöhnen, sollten Sie vielleicht über Shoppen als Alternative nachdenken. Manche nennen Einkaufen, um sich gut zu fühlen, „Frustshoppen". Etwas Neues zu kaufen kann Sie in einen kleinen Rausch versetzen. Einen Einkauf zu tätigen kann tatsächlich den Dopaminspiegel erhöhen, ein Neurotransmitter im Gehirn, der Freude, Befriedigung und Erregung regelt. Doch es sei hier gewarnt: Shoppen kann zu einer gefährlichen Angewohnheit werden. Man verwendet weiterhin etwas außerhalb von sich selbst, um sich Wohlbefinden zu verschaffen, anstatt sich selbst durch positive Gedanken oder Aktivitäten zu beruhigen. Denken Sie auch daran, dass Shoppen genauso Sucht erzeugend und schädlich (für Ihre Brieftasche) sein kann, wie zu viel Essen für Ihr Erscheinungsbild und Ihre Gesundheit.

Der positive Aspekt von Frustshoppen ist, dass Ihnen der bloße Umstand, aus dem Haus rauszukommen und herumzustöbern, manchmal helfen kann, sich abzulenken und von der Nähe zu Essen fernzuhalten. Außerdem macht es Onlineshopping möglich, zu jeder Zeit zu shoppen. Wenn Sie nachts herumtigern und zu vermeiden versuchen, einen Mitternachtssnack zur Anhebung Ihrer Stimmung zu essen, können Sie im Schlafanzug an Ihrem Computer shoppen gehen.

Selbstberuhigungsmethode

Finden Sie Ihren Lippenstiftfaktor

Machen Sie sich eine Liste kleiner, erschwinglicher Stimmungsaufheller, die nichts mit Essen zu tun haben. Ihre Liste könnte eine kleine Flasche Lotion enthalten, Ihr Lieblingskaugummi, ein neues Werkzeug, eine neue Sonnenbrille, ein Taschenbuch oder einen Song von iTunes. Ein neuer Lippenstift oder ein Lippenpflegestift (falls Sie keinen Lippenstift mögen) ist keine schlechte Idee. Es ist wohltuend für Ihre Lippen. Wenn Sie das Verlangen nach Essen verspüren, holen Sie Ihren Lippenstift heraus (oder Ihren Lippenpflegestift) und tragen Sie ein wenig auf Ihre Lippen auf.

Wenn Sie kurz davor stehen, aus Langeweile zu essen, oder wenn Sie Ablenkung brauchen, versuchen Sie es mit einem Schaufensterbummel. Stöbern Sie achtsam herum. Sie müssen nichts kaufen. Gehen Sie auf *www.ebay.de* oder sehen Sie sich Bücher auf *www.amazon.de* an.

33 Süßes fürs Gehirn

Ich fahre mit dem Zug zur Arbeit. Ich habe immer einen Sack voller Esswaren mitgenommen und alles auf meiner einstündigen Fahrt zur Arbeit aufgegessen. Es hat mir Zerstreuung geboten. An Tagen, an denen ich eine Präsentation machen musste und mir davor graute, zur Arbeit zu gehen, war ich die ganze Zeit nervös am Essen. Jetzt lade ich einen Haufen Filme auf meinen iPod. Ich kann die Filme jederzeit anhalten und starten. Manchmal kann ich es kaum erwarten, in den Zug zu steigen, um mir den Rest des Films anzuschauen. Das ist verdammt noch mal besser, als meine Zeit damit zu verbringen, salzige Snacks und Schokoriegel zu essen.
KATIE

Filme sind wie Süßigkeiten fürs Gehirn, denn sie stimulieren die Sinne sehr intensiv. Sie überfluten das Gehirn mit komplexen Bildern, Geräuschen, Lichteffekten und Dialogen. Wenn Ihr Gehirn auf Essen fixiert ist, kann Ihnen die Reizüberflutung eines Films helfen, den Wunsch nach Essen zu verdrängen. Viele Klienten berufen sich während der Therapiesitzung auf allerlei Filme. Sie sprechen über die Figuren, die sie inspiriert haben, und ahmen zuweilen die unterschiedlichen Figuren des Films nach, um mit schwierigen Situationen im Leben fertig zu werden.

Viele meiner Klienten haben auch von ihrer Verbundenheit mit gewissen Filmen auf einer tieferen Ebene berichtet. Beispielsweise hat Katie offenbart, dass sie sich mit Jenny aus *Forrest Gump* verbunden fühlt. Jenny ist ein Missbrauchsopfer und hat viele Jahre lang ihren Körper und Geist durch Drogen und herabwürdigende Männerbeziehungen geschädigt. Auch wenn Katies Probleme keine exakte Kopie von Jennys waren, gab es doch viele Aspekte in Jennys Leben, mit denen Katie vertraut war. Sie hatte ebenfalls viele Jahre lang Selbstsabotage betrieben.

Wenn Katie sich *Forrest Gump* ansah, schluchzte sie hemmungslos. Sie hatte sich durch Essen geschadet und ließ sich bei ihren Entscheidungen von ihrem lädierten Selbstwertgefühl leiten. Wenn sie diese Entscheidungen vor sich auf dem Bildschirm ausgebreitet sah, half ihr das, die Triebkräfte zu erkennen, die ihr gefühlsbedingtes Essen und ihre Gewichtszunahme antrieben. Ein wirklich guter Film kann einen zum Lachen und Weinen bringen. Er kann Ihnen Ihre tiefsten Emotionen unmittelbar eröffnen und offenlegen.

Selbstberuhigungsmethode

Filmtherapie

- Filme zu schauen ist oft sehr zeitaufwendig. Wenn Sie sich in technischen Dingen auskennen, können Sie ein paar Filme auf Ihren iPod laden, oder Sie können sich einen tragbaren DVD-Player besorgen.

- Hier ist der Titel eines Buches, das Ihnen helfen kann, einen Film zu finden, der zu Ihrer Stimmung passt: *Kinotherapie für Girls: Der richtige Film für jede Lebenslage*. Sie werden es wahrscheinlich über das Internet beziehen können.

- Falls Sie es nicht finden können, denken Sie an Ihren Lieblingsfilm. Welcher Film hat Sie in letzter Zeit aufgeheitert? Was haben Sie daran gemocht? Fragen Sie in einer Videothek nach, damit sie Ihnen einen ähnlichen Film empfehlen können.

34 Strick es weg

Stricken ist meine neue Leidenschaft. Trotz wiederholter Versuche meiner Großmutter, es mir beizubringen, hatte ich es nie versucht. Meine Großmutter hatte stets ein Wollknäuel auf ihrem Schoß. Als Kind war ich von den Bewegungen ihrer Hand wie hypnotisiert. Als Teenager dachte ich, Stricken sei sehr uncool und altmodisch. Ich hätte mir niemals träumen lassen, dass ich mir dieselbe Angewohnheit aneignen würde, um mich zu beruhigen, wenn ich das Verlangen verspürte, übermäßig zu essen. Es ist unmöglich, gleichzeitig zu essen und zu stricken. Doch es steckt noch mehr dahinter. Wenn ich am Stricken bin, werde ich sofort ruhiger. Ich gehe viel seltener als zuvor in die Küche, um etwas zu mampfen.
REGINA

Profistrickerinnen sprechen voller Enthusiasmus von der therapeutischen und berauschenden Natur des Strickens. Dieses Handwerk kann derart fesselnd sein, dass viele Strickerinnen sich stundenlang damit beschäftigen können. Der Klang der klickenden Stricknadeln und die Bewegung der Hände bewirken Wunder, um den Geist klären zu helfen.

Dr. Herbert Benson, der Gründer und Präsident des Benson-Henry Institut for Mind Body Medicine in Harvard und Autor von *The Relaxation Response* hat geschrieben, Stricken sei beruhigend, weil es eine Form der Meditation ist (Benson, 2001). Die Entspannungseffekte sind dieselben Reaktionsmuster, die beim Meditieren, bei der Achtsamkeitspraxis oder beim Yoga auftreten. Der Körper geht in einen entspannten Ruhemodus, der Herzfrequenz und Atmung verlangsamt. Das mag erklären, warum manche Strickerinnen von den wohltuenden Eigenschaften des Strickens schwärmen.

Stricken ist nicht nur physisch beruhigend, sondern Sie haben auch etwas von Ihrer Arbeit, wenn Sie fertig sind: einen Schal, eine Babymütze, eine Decke oder einen Pullover. Wenn Sie eine Decke stricken, stellen Sie vielleicht fest, dass Sie sich unter sie kuscheln, während sie heranwächst. Stricken ist eine beruhigende Tätigkeit, die Sie mit sich mitnehmen können. Sie können einfach etwas Wolle in Ihre Reisetasche stopfen und sie überall, wo Sie hingehen, herausholen.

Selbstberuhigungsmethode
Keine beschäftigungslosen Hände mehr

- Melden Sie sich zu einem Strickkurs an. Halten Sie Ausschau nach Strickgruppen in Handarbeits- und Wollläden in der Nachbarschaft.
- Falls es in Ihrer Nähe keinen Kurs gibt, können Sie im Internet nach Anleitungen suchen oder ein Buch über Stricktechniken kaufen.
- Wenn Stricken zu schwer für Sie ist oder Sie keine Zeit haben, es zu lernen, können Sie auch jede andere Form von Handarbeit machen, wie z. B. Kreuzstickerei, Häkeln, Sticken oder einfach Garn flechten.
- Wenn Stricken oder Häkeln nichts für Sie sind, finden Sie ein anderes Hobby mit der gleichen Zielsetzung, Ihre Hände zu beschäftigen und in Bewegung zu halten.

35   Eine Liste der letzten Wünsche machen

In Thailand thailändische Speisen essen.
Einen erotisch-romantischen Roman schreiben.
In Colorado leben.
Italienisch lernen.
Mich mit meinem Exfreund aussöhnen.
ELLA

Die oben stehenden Sätze sind einige Beispiele aus der Liste der letzten Wünsche meiner Klientin Ella. Ella benannte ihre Liste nach dem Film *The Bucket List*. Er handelt von zwei Männern, die beide unheilbar krank sind und zusammen eine Reise machen. Sie stellen eine Liste von Aktivitäten zusammen, die sie machen wollen, bevor sie „den Löffel abgeben". Seit sie ihre Liste gemacht hat, liest Ella sie immer, wenn sie das Verlangen verspürt, sich durch Essen zu trösten, und denkt über ihre Wünsche nach. Manchmal fügt sie einen weiteren Wunsch hinzu, um sich dadurch abzulenken. Es macht ihr Spaß, und sie verstrickt sich leicht in Tagträumereien über ihre positiven Wünsche.

Die Idee einer Liste von Dingen, die man vor seinem Tod machen will, klingt vielleicht ein wenig morbid. Doch das Erstellen einer solchen Liste ist ein großartiges Ablenkungsmanöver. Diese Aktivität erfordert nur einen Stift, ein Blatt Papier, kreatives und aktives Vorstellungsvermögen und ein Insichgehen. Beim Erstellen einer solchen Liste geht es hauptsächlich darum, sich zu helfen, das große Ganze zu sehen. Wenn Sie sich mit gefühlsbedingtem Essen herumquälen, sind Sie vielleicht auf ein sofortiges gutes Gefühl fixiert, auf unmittelbare Befriedigung. Sie halten vielleicht an der Idee fest, Sie würden diese Dinge wirklich essen wollen und würden andernfalls nicht überleben. Wenn Sie aber darüber nachdenken, was Sie wirklich wollen im Leben, werden diese paar Bissen weder Ihre Bedürfnisse erfüllen, noch werden sie Ihnen für den Rest Ihres Lebens Befriedigung verschaffen.

Eine Liste der letzten Wünsche erinnert Sie daran, was wirklich befriedigend ist und was Sie wirklich wollen im Leben. Was es auch sei, woran Sie vor nur einer Minute knabbern wollten, es wird es garantiert nicht auf Ihre Top-Ten-Liste schaffen.

Selbstberuhigungsmethode
Eine Liste der letzten Wünsche erstellen

Wenn Sie das Verlangen nach Essen verspüren, halten Sie einen Moment lang inne. Fragen Sie sich: „Was will ich wirklich in meinem Leben?" Dann machen Sie eine Liste. Oder Sie können in Gedanken die folgenden Fragen beantworten. Diese Themen werden Ihnen helfen, mit Ihrer Liste zu beginnen:

- Ich möchte eine Reise nach …

- Ich möchte erreichen …

- Die Hobbys, die ich ausprobieren möchte, sind …

- Etwas, das ich nie gemacht habe, aber gerne ausprobieren möchte, ist …

- Wenn ich etwas nur ein einziges Mal machen könnte, würde ich …

- Ich wünschte, meine Familie würde …

Wählen Sie als Nächstes einen Punkt aus Ihrer Liste aus und fangen Sie an zu planen, wie Sie ihn in die Tat umsetzen wollen, selbst wenn Sie noch nicht bereit sind, es sofort zu tun. Wenn Sie beispielsweise Klavierunterricht nehmen möchten, suchen Sie im Telefonbuch nach Klavierlehrern. Wenn Sie in Griechenland tauchen möchten, suchen Sie im Internet nach organisierten Reisen. Finden Sie heraus, wohin sie gehen und wie viel sie kosten. Es wird Sie nicht nur von Gedanken über Essen ablenken, sondern Sie auch motivieren, über die Schritte nachzudenken, die Sie machen müssen, um Ihre Ziele umzusetzen.

36 Kunsthandwerkliche Wege, um sich selbst zu beruhigen

Wenn ich nicht arbeiten müsste, würde ich meine Tage damit verbringen, neue Rezepte auszuprobieren und große Mengen Buttercreme herzustellen. Ich liebe es, neue Feinschmeckergerichte zu kreieren und selbst Brot zu backen. Diese Leidenschaft ist nicht gut für meine Taille. Wenn ich mein Essverhalten jemals in den Griff bekommen wollte, müsste ich etwas finden, das meine kreativen Fähigkeiten in gleicher Weise hervorbringen würde wie das Kochen.
JOAN

Joan war eine meiner am besten gekleideten Klientinnen. Jede Woche, wenn sie zur Therapie kam, trug sie ein erstaunliches Outfit. Ich hörte, wie die Empfangsdame Joan Komplimente über ihr „Aussehen" machte. Das Geheimnis von Joans Stil war nicht teure Kleidung. Es war ihr selbst gemachter Schmuck. Ihre Halskette und Ohrringe komplementierten perfekt die Farbe ihrer Bluse.

Joan trug ihren Schmuck nicht, um Komplimente zu bekommen. Sie wäre die Erste, die zugeben würde, dass es ihre persönliche Lieblingstherapie war, die Stücke herzustellen. Ein Kunstwerk zu kreieren, das sie jede Woche tragen konnte, sorgte dafür, dass sie sich wohl in ihrer Haut fühlte. Sie richtete ihr Augenmerk weniger auf ihr Gewicht und mehr auf ihren Stil. Der Prozess des Auffädelns kleiner Perlen auf einen Nylonfaden beschäftigte ihre Hände zu sehr, um nach Essen zu greifen. Zudem erforderte das Entwerfen der Muster eine Menge mentaler Energie, was den Gedanken an Essen verdrängte.

Das Kreieren von Dingen stimuliert Ihr Gehirn auf neue Art und Weise. Es ist sowohl eine Belebung als auch eine

Herausforderung, Muster zu entwerfen oder zu sehen, wie sich ein Kunstwerk entwickelt. Die Ausübung eines Handwerks kann Ihnen zu einem Gefühl der Begeisterung und Motivation verhelfen, das einfaches Entspannen nicht zu leisten vermag. Wenn Sie anderen Ihre Kreationen zeigen, stellen Sie vielleicht sogar fest, dass Sie das Gefühl haben, eine vielseitigere und interessantere Person zu sein.

Ironischerweise sind viele Gefühlsesser fantastische Bäcker. Da sie Essen lieben, können sie viel Zeit mit Backen und Kochen verbringen. Obwohl die Tätigkeit des Kochens sehr beruhigend sein kann, ist sie voller Tücken, es sei denn, Sie konzentrieren sich darauf, ausschließlich gesunde Gerichte zuzubereiten. Sehr wenige Köche bereiten Essen zu, ohne es selbst zu essen. Statt zur eigenen Beruhigung zu kochen, versuchen Sie lieber einige handwerkliche Fähigkeiten auszuprobieren.

Selbstberuhigungsmethode
Kreative Beruhigung

- Legen Sie eine Handwerksecke in Ihrem Haus an. Hier sind einige Handwerksformen, die Sie ausprobieren können: Schmuck herstellen, Malen, Töpfern, Scrapbooking, Kerzen und Seifen herstellen, Karten machen, Nähen und Dekorationen für die Feiertage herstellen. Sie können die Zeit, die Sie für das Zubereiten und Essen von Snacks verwendet hätten, für etwas Kreatives nutzen.

- Setzen Sie eine regelmäßige Zeit für Ihre kreativen Aktivitäten fest. Sie könnten beispielsweise jeden Samstagmorgen für das Tonformen oder Seifenmachen vorsehen. Diese kreativen

Aufgaben können Ihnen helfen, Dampf abzulassen und Ihren Fokus auf etwas Positives zu richten. Sie beginnen, sich vielleicht sogar auf die Zeit zu freuen. Allein schon der Gedanke, dass das Wochenende näher kommt, wird beruhigend sein.

- Starten Sie ein großes, langfristiges Projekt. Wählen Sie etwas, an dem Sie in Ihren freien Momenten immer mal wieder ein wenig arbeiten können. Stellen Sie beispielsweise ein Familienfotoalbum zusammen. Wenn Sie das Verlangen verspüren, ohne Sinn und Verstand zu snacken, versuchen Sie stattdessen, Fotos zu sammeln und einzuordnen.

37 Den Cyberspace erforschen

Ich war so gelangweilt, dass ich nichts mit mir anzufangen wusste. Die Kekse mit weißer Macademiaschokolade in der Küche begannen, laut nach mir zu rufen. Wenn ich nicht bald etwas unternehmen würde, würde ich sie in Sekundenschnelle wie ein Staubsauger aufsaugen. Also setzte ich mich an meinen Computer und begann wahllos nach Dingen zu suchen, die mir durch den Kopf gingen. An der Arbeit habe ich keine Zeit für diese Art der Recherche. Es war ein perfekter Augenblick, um sich im Cyberspace zu verlieren.
BETSY

Wenn Sie gegen Langeweile ankämpfen, bietet Ihnen Ihr Computer eine endlose Anzahl von Möglichkeiten zur Ablenkung, von E-Mail und Kurznachrichten bis hin zu iTunes und dem Internet. Viele Firmen haben entschieden, die Internetsuche genau aus dem Grund zu verbieten, weil es zu einem erheblichen Produktivitätsverlust führt, wenn ihre Angestellten im Internet surfen.

Wenn Sie nicht wissen, wo Sie beginnen sollen, versuchen Sie es mit *www.google.com* und *www.yahoo.com*, zwei beliebten Suchmaschinen. Viele verwenden mittlerweile „googeln" als Verb, wie „dieses oder jenes Thema googeln". Die Suche im Internet wird Ihren Geist und Ihre Hände beschäftigen.

Selbstberuhigungsmethode

Tippen Sie das Verlangen nach Essen weg

- Sie könnten nach Informationen über eine Person suchen – jemanden, den Sie gerade getroffen haben, jemanden, mit dem Sie ausgehen, einen Nachbarn, einen Klassenkameraden aus der Schule, Ihren alten Mitbewohner aus der Studienzeit oder Ihren Exfreund.

- Suchen Sie nach Informationen über sich selbst. Eine meiner Klientinnen nennt das „Egosurfen". Sehen Sie nach, ob Sie irgendwelche interessanten Informationen über sich im Internet finden, oder suchen Sie nach jemandem, der den gleichen Namen hat.

- Suchen Sie nach neuem Zubehör für Ihr Lieblingshobby.

- Suchen Sie nach Reiseportalen.

- Suchen Sie nach der Bedeutung eines Wortes, das Sie nicht kennen.

- Probieren Sie *www.youtube.com* aus. Suchen Sie nach beliebten Videos. Videos, die sich wie ein Virus ausbreiten, sind Videoclips, die so populär sind, dass sie sich rasch auf der Welt verbreiten. Sie sind meistens sehr unterhaltsam.

38 Meditative Musik

Immer wenn ich in schlechte Stimmung gerate, mache ich einen Bogen um die Süßigkeit, die ich vorrätig habe, und steure schnurstracks meine alten Beatles Alben an. In wenigen Augenblicken bin ich am Mitsingen und gehe völlig in der Musik auf. Selbst wenn ich gerade gegen irgendein größeres Verlangen angekämpft habe, ist es sofort verschwunden, sobald ich ein oder zwei Songs gespielt habe. Es gibt bestimmte Songs, die ich spiele, wenn ich mich niedergeschlagen fühle, wie „Yesterday", und Songs, die mich wieder aufrichten, wie „Love me do". Ein guter Song kann mir ein besseres Gefühl vermitteln als eine Massage.
JUDY

Gewisse Songs können innerhalb weniger Minuten Traurigkeit in Lachen, Frustration in Ruhe und Wut in Freude verwandeln. Die Texte tragen zur heilenden Kraft der Musik bei. Denken Sie an eine Zeit, als Sie ein Lied gehört haben, das Ihre Gefühle perfekt auf einen Nenner gebracht hat. Es ist schön, zu wissen, dass jemand dasselbe empfunden hat wie Sie und genau versteht, was Sie fühlen. Musik kann zudem negative Gedanken unterbrechen. Beispielsweise können fröhliche Lieder Ihren Geist in eine positivere Richtung lenken.

Musik beruhigt nicht nur Ihren Geist, sondern wirkt sich auch auf Ihren Körper aus. Musik hat viele positive therapeutische Auswirkungen, weil sie Ihr Gehirn auf so komplexe Weise beeinflusst. Es hat sich gezeigt, dass bestimmte Musikrichtungen das Erinnerungsvermögen verbessern, die Stimmung beruhigen, Stress bewältigen, Schmerz stillen und Kommunikation verbessern. Anhand

Ihrer Atmung können Sie erkennen, ob Sie ein Song beruhigt, denn er wird sie verlangsamen. Musiktherapeuten haben zudem herausgefunden, dass die Bewegungen der Herzmuskeln sich in der Regel dem Rhythmus der Musik anpassen. Die Rhythmen klassischer Musik ähneln meist dem durchschnittlichen ruhenden Herzschlag von circa 70 Schlägen pro Minute. Das Anhören beruhigender Musik kann Ihnen also helfen, ein zu schnell schlagendes Herz langsamer schlagen zu lassen, beispielsweise wenn Sie angespannt sind. Schnellere Stücke erhöhen die Herzschlagfrequenz und können zuweilen sogar das gesamte Nervensystem anregen.

Selbstberuhigungsmethode
Bei einer sanften Melodie entspannen

- Hören Sie sich mindestens zwanzig Minuten lang Musik an. Sie können sie auch den ganzen Tag lang zu Ihrer Beruhigung im Hintergrund laufen lassen. Sie wissen nicht, welche Musik Sie wählen sollen? Es hat sich gezeigt, dass negative emotionale Zustände und physiologische Erregung viel besser minimiert werden, wenn man sich seine Lieblingsmusik (oder klassische Musik) anhört, als wenn man keine Musik abspielt oder sich Heavy Metal anhört (Labbé et al., 2007). Falls Sie ein Heavy Metal Fan sind, sollten Sie ihn vermeiden, wenn Sie sich gestresst fühlen. Wählen Sie mit Ausnahme von Heavy Metal zum Anhören Ihre Lieblingsmusikrichtung aus, wenn Sie versucht sind, aus Stress zu essen. Es wird Ihnen eine gute Ablenkung bieten.

- Falls Sie selbst Musik spielen, können Sie Ihr Instrument spielen, statt nach Essen zu greifen, wenn Sie der Versuchung unterliegen, zu essen, wenn Sie nicht wirklich hungrig sind.
- Stellen Sie sich auf einer CD oder auf einem iPod Ihre eigenen Songs zusammen. Auf vorgefertigten Musikkompilationen werden typischerweise abwechselnd schnelle und langsame Songs gespielt. Sie mögen es als hilfreich empfinden, das Tempo gleichmäßig zu halten, damit Sie sich während des einen Songs nicht ruhig fühlen und während des nächsten drauf und dran sind, ein Rennen zu laufen.
- Wenn Sie mehr auf Ihre Gefühle achten wollen, hören Sie sich Instrumentalmusik an. Solche Musik kann Ihnen helfen, ruhiger und kontemplativer zu werden. Songtexte können zuweilen dem Hören Ihrer eigenen Gedanken im Weg stehen.
- Musik, die Energie gibt, ist großartig für Menschen, die aus Langeweile essen. Tanzen Sie und bringen Sie Ihren Körper in Bewegung.

Das Verlangen nach Essen ausjäten

Es ist so therapeutisch, mir meine Hände schmutzig zu machen. Ich arbeite in einem Büro. Daher habe ich nie die Gelegenheit, sie mir schmutzig zu machen und in der Sonne zu sitzen. Unkraut jäten fühlt sich so befreiend und bereichernd an. Wenn ich etwas zu essen herunterschlingen will, gehe ich in den Garten und beginne zu graben. Es ist schwieriger, ohne Sinn und Verstand Pommes zu mampfen, wenn ich daran erinnert werde, wie lange es dauert, eine Reihe Kartoffeln zu hacken.

DIANE

Falls Sie jemanden mit einem grünen Daumen kennen, haben Sie wahrscheinlich schon von den therapeutischen Eigenschaften der Gartenarbeit gehört. Gartenarbeit besitzt eine Reihe von wohltuenden Eigenschaften, die genau das sein könnten, wonach Sie suchen.

Gärten bringen Ihre fürsorglichen Eigenschaften hervor. Blumen und Gemüse bedürfen häufiger Fürsorge und Pflege. Die Instandhaltung eines Gartens lenkt die Aufmerksamkeit auf das Konzept der angemessenen Fürsorge. Zu viel oder zu wenig Wasser kann genauso schädlich sein wie zu viel und zu wenig Essen. Sie müssen Ihren Garten gut kennenlernen, um ihn genau richtig zu bewässern. Sie müssen auch auf Umwelteinflüsse achten. Auf Regen müssen Sie mit reduziertem Bewässern reagieren. Denken Sie über die Parallelen nach, Ihre eigenen Bedürfnisse kennenzulernen und Ihren Hunger angemessen zu stillen. Auch Sie müssen den Umfang Ihrer Nahrungsaufnahme ständig anpassen.

Wenn Sie sich in Ihrem Haus oder im Büro Pflanzen halten, erhöhen Sie den Sauerstoffgehalt in der Sie umgebenden Luft. Die Pflanzen nehmen $CO2$ auf und nutzen es (zusammen mit Sonnenlicht) zum Leben. Anschließend geben sie den Sauerstoff wieder in die Atmosphäre ab.

Selbstberuhigungsmethode

Hegen und pflegen Sie Ihre Stimmung

- Das Gärtnern ist ein fortlaufender Prozess. Falls gerade nicht die richtige Jahreszeit ist, machen Sie einige Hausaufgaben und Pläne für Ihren Garten. Erkundigen Sie sich über Samen. Sehen Sie sich an, welche Gemüsesorten es im Supermarkt gibt und entscheiden Sie sich, was Sie anbauen möchten.

- Wenn Sie einen Garten haben, gehen Sie nach draußen und jäten Sie Unkraut, sobald Sie das Verlangen nach Essen verspüren. Diese Arbeit kann sehr wohltuend sein, besonders wenn Sie gestresst oder aufgebracht sind.

- Wenn Sie keinen Platz für einen Garten haben, versuchen Sie, sich auf Ihrem Schreibtisch eine Pflanze zu halten. Wenn Sie das Verlangen nach Essen verspüren, stehen Sie erst einmal auf und wässern Sie die Pflanze (falls sie Wasser benötigt). Versuchen Sie, sich zuerst um ihre Bedürfnisse zu kümmern und dann um Ihre eigenen. Prüfen Sie, ob Ihr Verlangen nach Essen etwas nachgelassen hat, wenn Sie an Ihren Schreibtisch zurückkehren.

- Versuchen Sie, sich einen Kräutergarten anzulegen, der klein genug ist, um auf Ihre Fensterbank zu passen.

- Betrachten Sie das Gärtnern auf symbolische Weise. Stellen Sie sich vor, Sie würden Ihre negativen Gedanken wie Unkraut jäten.

 **Kleine mentale Herausforderungen**

Ich liebe den Geschmack von Kartoffelchips. Ich könnte den ganzen Tag lang darauf herumkauen. Gedankenloses Essen versetzt mich in diese eigenartige mentale Grauzone. Ich schmecke die Chips nicht wirklich. Ich denke auch nicht darüber nach, wie viel ich gegessen habe. Wenn ich hinreichend entspannt bin, erwache ich aus einer geistigen Leere und bin bestürzt darüber, wie viel ich gegessen habe. Statt zu essen, versuche ich, mich einfach hinzulegen, aber ich langweile mich und fühle mich faul, wenn ich nicht irgendetwas tue. Kürzlich habe ich andere kalorienfreie Wege entdeckt, um abzuschalten. Ich bin süchtig nach Kreuzworträtseln geworden!
ARIEL

Ariel stand kurz vor einer Prüfung zur staatlich geprüften Zahnarzthelferin. Sollte sie nicht bestehen, würde sie nicht vom örtlichen Zahnarzt angestellt, der ihr einen Job in Aussicht gestellt hatte. Sie machte sich schreckliche Sorgen. Nachdem sie stundenlang gelernt hatte, konnte sie sich nicht mehr konzentrieren. Sie konnte nicht aufhören, darüber nachzudenken, was passieren würde, wenn sie nicht bestehen würde. Viele entsetzliche Szenarien rasten durch ihren Kopf. Sie war in großer Versuchung, nach der Packung Kekse auf dem Schreibtisch zu greifen. Wenn sie es zuließe, könnte sie im Nu dafür sorgen, dass sie verschwinden.

Stattdessen nahm Ariel eine kleine mentale Auszeit. Sie blätterte ein Rätselheft durch, das sie unten am Zeitungskiosk gekauft hatte. Ariel hatte es nur deshalb mitgenommen, weil ihre Schwester verrückt nach Rätseln war. Sie wunderte sich, was daran so interessant war. Sie wählte ein Rätsel für Anfänger und begann.

Innerhalb weniger Minuten war sie völlig in das Rätsel vertieft. Sie vergaß ihre Angst vollkommen. Die bevorstehende Prüfung verschwand aus ihren Gedanken. Als sie mit dem Rätsel fertig war, hatte sie das Gefühl, etwas Großes geleistet zu haben. Es gab ihr den notwendigen Schub, um sich mit klarem Kopf wieder ans Lernen zu machen. Rätsel sind wie Training fürs Gehirn. Sie helfen, neue Verbindungen herzustellen und Gehirnareale zu verwenden, die nicht immer aktiv sind. Wäre es nicht wunderbar, mehr Bereiche des Gehirns zu nutzen, damit Sie sich das Stressessen durch Vernunft ausreden können?

Beruhigungsmethode

Beruhigende Spiele fürs Gehirn

- Probieren Sie Rätselspiele wie Sudoku und Kreuzworträtsel aus. Sie können sie kostenlos aus dem Internet ausdrucken. Vergewissern Sie sich, dass Sie etwas wählen, das Ihren Anforderungen entspricht. Wenn es zu leicht ist, wird es Sie schnell langweilen. Rätsel oder Spiele, die zu schwierig sind, können große Frustration verursachen, was nicht hilfreich ist. Versuchen Sie, solche auszuwählen, die genau Ihren Fähigkeiten entsprechen.

- Drucken Sie einige Rätsel aus und haben Sie sie griffbereit in der Küche oder auf Ihrem Schreibtisch. Legen Sie sie überall dort aus, wo verführerische Esswaren gelagert sind oder an dem Platz, wo Sie am liebsten Ihrem achtlosen Essverhalten frönen.

- Probieren Sie einfache Computerspiele wie Solitär aus, ein Kartenspiel, das Sie allein spielen können. Oder besorgen Sie sich ein Puzzle. Das kann Sie stundenlang beschäftigen.

- Falls Sie keine Spiele mögen, versuchen Sie etwas anderes zu finden, das Sie geistig etwas herausfordern könnte. Lesen Sie einen Artikel in einer Zeitschrift oder hören Sie beispielsweise im Radio den Deutschlandfunk.

Selbstberuhigungsmethode
Magnetzettel

Wahrscheinlich haben Sie einige Magnete an Ihrem Kühlschrank. Diese kleinen Teile haben für uns meist einen funktionellen Nutzen – wir befestigen damit Erinnerungsnotizen und Fotos. Oft sind diese Magneten das Einzige, was zwischen Ihnen und dem Öffnen des Kühlschranks steht. Warum nutzen Sie sie dann nicht zu Ihrem absoluten Vorteil? Kaufen Sie sich einen Satz Magnete aus Buchstaben oder Wörtern. Im Internet finden Sie eine große Auswahl. Wenn Sie versucht sind, den Kühlschrank zu öffnen, verbringen Sie ein paar Minuten damit, einen Satz oder ein Gedicht zu formen. Sie werden erstaunt sein, wie süchtig diese Tätigkeit machen kann.

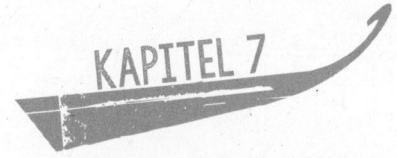

KAPITEL 7

Entspannen Sie sich durch soziale Kontakte

Kontakte mit Freunden und Familie sind sehr viel lohnenswerter und heilsamer als das Wohlbefinden, das Sie durch Essen erhalten (Freeman & Gil, 2004). Der Trick besteht darin, die passenden heilsamen Kontakte und die Unterstützung zu erhalten, wenn Sie sie brauchen. Freundliche, unterstützende Worte eines wohltuenden Freundes können der entscheidende Unterschied sein zwischen einem Fressanfall und Beruhigung, ohne aus Stress einen einzigen Bissen gegessen zu haben.

In diesem Kapitel werden Sie gesunde Mittel und Wege finden, um tröstliche Menschen um Hilfe zu bitten. Scheuen Sie sich nicht, sich in stressvollen Zeiten auf diese Beziehungen zu stützen. Falls Sie nicht so viele Freunde haben oder introvertiert sind, macht das nichts. Nicht die Anzahl der Menschen ist heilend, sondern die Qualität und Tiefe Ihrer Beziehungen. Sie können diese Rückhalt gebenden Beziehungen auf vielerlei Weise finden.

Es ist wichtig, Verbindungen mit den richtigen Leuten einzugehen und schädliche Menschen zu meiden. Gemeint sind diejenigen Freunde und Familienmitglieder, die Sie sich schuldig fühlen und Dinge tun lassen, die Sie nicht tun möchten. Sie sorgen dafür, dass Sie sich schlecht fühlen, indem sie Sie übermäßig kritisieren oder Ihnen sagen, Sie seien nicht genug. Sie mögen diese Menschen nicht aus Ihrem Leben entfernen können, aber Sie können einen Einfluss darauf ausüben, wie viel Zeit Sie mit ihnen verbringen wollen und wie viele schädliche Einflüsse Sie in Ihr Leben lassen wollen.

Sie müssen eine gute Balance zwischen Selbstberuhigung und Trost durch andere Menschen finden. Freunde und Familienmitglieder können Ihnen hilfreiche Erkenntnisse, Beifall und Rückhalt gebende Worte bieten. Doch Sie müssen wissen, wie Sie sich selbst beruhigen können, wenn Sie allein sind. Sie wollen Ihren Freunden auch nicht zur Last fallen, indem Sie sie zu oft beanspruchen. Dieses Kapitel wird Ihnen auch lernen helfen, die Tröstung, die Sie in Ihrer Vergangenheit von nahestehenden Menschen erhalten haben, auf die Gegenwart anzuwenden. Mit anderen Worten machen Sie sich keine Sorgen, wenn Sie allein sind oder weit entfernt von Menschen leben, die Sie gernhaben. Sie können einige dieser Methoden auch dann anwenden, wenn Sie auf sich allein gestellt sind.

41 Freundinnen

Ich würde keine zwei Wochen ohne Joggen aushalten. Doch wenn ich mich mit Victoria zum Joggen verabrede, werde ich bestimmt da sein. Da gelten keine Entschuldigungen. Da gibt es keinen Rückzieher. Wir helfen einander stets aus, und ich will sie nicht enttäuschen. Ich rufe sie immer an, wenn ich das Gefühl habe, kurz vor einem Fressanfall zu stehen. Ich muss nicht mal viel sagen. Allein schon das Hören ihrer Stimme gibt mir ein besseres Gefühl, weil ich weiß, dass sie versteht, wie ich mich fühle.
MARIE

Marie ist ein Mensch, für die ein Netzwerk aus Freundinnen große Vorteile bringt. Sie schloss sich mit ihrer Freundin und Arbeitskollegin Chelsea zusammen. Sie bilden ein großartiges Team. Die beiden Frauen unterstützen einander, indem sie gegenseitig ihren Sorgen freien Lauf lassen. Obwohl sie ein sehr unterschiedliches Leben führen, tun sich beide Frauen schwer mit übermäßigem Essen und Fitness. Marie ist verheiratet und hat ein neugeborenes Baby. Chelsea ist Single und kümmert sich um ihre kranke Mutter. In ihren Herausforderungen als primäre Bezugspersonen fanden sie eine Gemeinsamkeit. Sie sprechen täglich darüber, wie schwierig es gewesen ist, eine Balance zwischen ihren eigenen Bedürfnissen und denen ihrer Angehörigen zu finden. Marie schickt Chelsea unterstützende E-Mails. Chelsea bereitet gesunde, schonend gekochte Mahlzeiten zu, die sie mit Maries Familie teilt. Sie machen oft Spaziergänge und sprechen miteinander, was ihnen hilft, ihr gefühlsbedingtes Essen zu reduzieren.

Wie bei Marie und Chelsea ist eine wirkliche Freundin idealerweise eine Freundin, die Ihnen helfen möchte und die selbst emotionale Unterstützung von Ihnen benötigt. Es ist für andere oft viel einfacher, einfühlsam zu sein, wenn sie Ihre Probleme persönlich nachvollziehen können oder selbst ähnliche Herausforderungen erlebt haben.

Manchmal ist es hilfreich, mehr als eine Rückhalt gebende Beziehung zu haben. Wenn eine Freundin nicht zur Verfügung steht oder zu beschäftigt mit ihren eigenen Problemen ist, ist es von Vorteil, eine andere Freundin zu haben, an die man sich wenden kann. Darüber hinaus kann Sie die eine Freundin vielleicht besonders gut anspornen, wenn Sie Ermutigung brauchen, während die andere vielleicht besonders gut darin ist, Sie auf freundliche Weise zur Rede zu stellen, wenn Sie sich einen Ausrutscher leisten. Unterschiedliche Beziehungen bringen zudem andere Qualitäten und Stärken in Ihnen zum Vorschein.

Selbstberuhigungsmethode

Ihre wohltuende Unterstützerin

- Suchen Sie sich Ihre Freundin weise aus. Sie sollte unvoreingenommen und eine gute Zuhörerin sein und sollte nicht mit Ihnen konkurrieren wollen.

- Denken Sie über die Person nach, die Sie zu Ihrem wohltuenden Unterstützer machen wollen – jemand, der Ihnen Unterstützung und nicht Therapie oder Ratschläge bietet. Vereinbaren Sie, dass Sie sich gegenseitig anrufen werden, bevor Sie sich auf gefühlsbedingtes Essen einlassen. Nehmen Sie das Telefon zur Hand, sobald Sie den Drang nach gefühlsbedingtem Essen verspüren. Greifen Sie auch zum Hörer, wenn Sie das Gefühl haben sollten, anfällig dafür zu sein, bevor Sie das Verlangen verspüren.

- Wählen Sie beide ein Kennwort (ein neutrales Wort oder einen Begriff), um am Telefon diskret zu signalisieren, dass eine von Ihnen Hilfe benötigt.

- Sie können sich auch ein Motto oder einen Slogan ausdenken, der für Ihre Ziele steht. Das kann ein motivierendes Zitat oder ein gemeinsames Motto sein.

- Schicken Sie per E-Mail aufs Geratewohl Worte der Ermutigung an Ihre Freundin. Hinterlassen Sie eine fürsorgliche Nachricht auf ihrem Anrufbeantworter. Schicken Sie ihr per Post ein Gedicht.

- Seien Sie eine aufmerksame Zuhörerin. Lassen Sie alles andere sein, was Sie beschäftigt, wenn Sie mit ihr zusammen sind. Versuchen Sie zu vermeiden, nur mit einem Ohr zuzuhören oder sich von Ihren eigenen Gedanken ablenken zu lassen. Richten Sie Ihre gesamte Aufmerksamkeit auf das, was Ihre Freundin sagt.

- Kaufen Sie Ihrer Freundin ein Exemplar dieses Buches und gehen Sie es zusammen mit ihr durch. Besprechen Sie, welche Methoden bei Ihnen beiden gemeinsam funktionieren könnten.

- Legen Sie einander Rechenschaft ab. Entscheiden Sie sich, wie oft Sie sich gegenseitig überprüfen wollen. Ergreifen Sie die Initiative. Rufen Sie Ihre Freundin an, statt auf ihren Anruf zu warten.

- Treffen Sie sich regelmäßig. Machen Sie beispielsweise jeden Dienstagabend einen Spaziergang, rufen Sie einander jeden Sonntagabend an oder schicken Sie sich jeden Tag unterstützende E-Mails.
- Setzen Sie sich hinreichend Grenzen. Es ist in Ordnung, nein zu sagen, wenn Sie müssen.
- Geben Sie einander so oft wie möglich positives Feedback. Sagen Sie zunächst etwas Positives, wenn Sie Feedback geben wollen, und bringen Sie anschließend das Thema zur Sprache, das Sie ansprechen möchten. Sorgen Sie dafür, dass jede gleich viel Zeit zum Reden hat.
- Belohnen Sie positive Veränderungen und feiern Sie sie zusammen.
- Wenn Sie keine Freundin finden können, können Sie es mit einer Brieffreundschaft versuchen oder sich im Internet einer virtuellen Selbsthilfegruppe von Menschen anschließen, die sich mit ähnlichen Themen auseinandersetzen. Probleme mit Essen werden oft durch die eigene Kultur, die ethnische Zugehörigkeit und die Umwelt beeinflusst. Jemandem zu schreiben oder zu mailen, den Sie nicht kennen und der einen anderen Hintergrund hat als Sie, gibt Ihnen etwas Interessantes zu tun. Es gibt Ihnen zudem ein Gefühl der Verbundenheit mit einer Welt, die größer ist als die Ihre. Und es hilft Ihnen, zu berücksichtigen, wie Ihre Probleme mit Essen durch Kultur und Freunde geprägt werden.

Selbstberuhigungsmethode
Fotos von geliebten Menschen

Machen Sie eine Fotocollage aus tröstlichen Fotos für Ihren Schreibtisch oder Schlafzimmerspiegel – der erste Geburtstag Ihres Kindes, Fotos von Ihrem Abschlussball, ein Schnappschuss Ihres Lieblingsurlaubsortes und so weiter. Wählen Sie Fotos aus, die Sie mühelos zum Lächeln bringen. Schauen Sie sich Ihre Collage an oder suchen Sie alte Fotos aus einer Schachtel heraus, die Sie sich ansehen können, wenn Sie mit Essgelüsten zu kämpfen haben. Bringen Sie diese Fotos anschließend an Stellen an, wo Sie sie mit Sicherheit sehen werden, wenn Sie das Verlangen nach Essen heimsucht.

42 Werden Sie zum Blogger

Jeden Nachmittag suche ich nach den Updates meiner Lieblingsblogger. Es macht Spaß, über die verrückten, abenteuerlichen und gewöhnlichen Dinge im Leben eines anderen nachzulesen. Es lässt meine Sorgen zuweilen lächerlich erscheinen. Zu anderen Zeiten hilft es mir, mich ein wenig normaler zu fühlen. Natürlich ist es ein bisschen voyeuristisch, den Blog eines anderen zu lesen, aber es ist sehr unterhaltsam. Es bietet mir viel Unterhaltung in Augenblicken, in denen ich Snacks zu mir nehmen könnte.
DAWN

Blog ist die Kurzform für *Web log*. Das sind Tagebücher im Internet, die jeder lesen kann. Es gibt für fast alles Blogs. Es gibt sogar Blogs über Leute, die bloggen. Blogs geben Ihnen einen kurzen Einblick in die geistige Welt eines anderen. Bevor es Internet gab, waren Menschen nicht in das Privatleben anderer Leute eingeweiht, die sie nicht kannten und die sie nie persönlich treffen würden. Blogs haben das verändert. Sie sind ein großartiges Mittel, um Sie zu unterhalten und Essen aus Langeweile abzuwenden. Man kann viel Zeit damit verbringen, im Internet nachzuschauen, wie andere Menschen mit Essen aus Stress umgehen. Suchen Sie nach Tipps und Ratschlägen. Wenn Sie darüber nachlesen, wie jemand anders mit Essen zu kämpfen hat, kann das eine wirkliche Hilfe für Sie sein, Ihr eigenes Ringen damit zu verstehen. Es kann Ihnen eine neue Perspektive eröffnen, wenn Sie darüber lesen und sich daran erinnern, dass Sie nicht allein sind.

Selbstberuhigungsmethode
Bloggen Sie es weg

Legen Sie sich Ihren eigenen Blog zu. Nutzen Sie ihn zur Verarbeitung Ihrer Gefühle. Der Vorteil eines Blogs gegenüber einem Tagebuch ist, dass ein Blog direkt auf dem Desktop Ihres Computers ist und mühelos maßgeschneidert werden kann, um Ihren Bedürfnissen zu entsprechen. Falls Ihnen nicht wohl bei dem Gedanken ist, Ihre Gefühle und Ansichten mit der gesamten Welt zu teilen, können Sie einen privaten Blog führen. Gehen Sie auf *www.blogger.com*, um Ihre eigene kostenlose Seite einzurichten. Geben Sie Ihrem Blog ein zentrales Thema, wie „Junge Mutter kämpft gegen Esssucht" oder was immer Ihnen Sorgen bereitet.

Schauen Sie in einem der vielen Blogs im Internet nach, wenn Sie nicht in der Stimmung sein sollten, Ihre Gedanken mitzuteilen. Es gibt dort mit Sicherheit einen Blog, der sich mit ähnlichen Sorgen oder Dingen beschäftigt, über die Sie schreiben möchten. Gehen Sie auf *www.bloglines.com* und *www.technorati.com*. Oder geben Sie auf anderen entsprechenden Blogsites „Gefühlsessen" ein. Es wird eine Liste aller bereits zu diesem Thema entstandenen Blogs erscheinen.

Einige Worte der Warnung: Passen Sie auf, dass Sie nicht zu viele persönliche Informationen preisgeben, wie Ihren vollständigen oder wahren Namen oder wo Sie wohnen. Und schreiben Sie nichts Verletzendes über andere Menschen. Das kann Sie in Gefahr bringen. Zudem wird es als unprofessionell angesehen, anderen gegenüber zu viel preiszugeben, wenn man als Lehrer oder Berater im öffentlichen Dienst tätig ist. Vermeiden Sie es, zu viele Details preiszugeben, die Sie identifizieren könnten. Seien Sie auch vorsichtig, welche Webseiten Sie wählen. Es gibt im Internet sehr viele schädliche und unrichtige Ratschläge. Sie können mit Blogs beginnen, die mit Universitäten, Behandlungszentren oder Autoren zu tun haben, die für Zeitungen oder wissenschaftliche Magazine schreiben.

Selbstberuhigungsmethode
Verbinden Sie sich virtuell

Webseiten wie *www.facebook.com*, *www.myspace.com*, *www.twitter.com* und *www.myyearbook.com* zählen zu den größten sozialen Netzwerken, die eine Verbindung mit Menschen im Cyberspace ermöglichen. Wenn Sie bereits auf einer oder mehrerer dieser Seiten sind, sind Sie wahrscheinlich mit alten Freunden verbunden und sogar mit Familienmitgliedern, die Sie lange nicht mehr gesehen haben. Wahrscheinlich haben Sie sogar einige neue virtuelle Freunde gefunden. Wenn das Verlangen nach gefühlsbedingtem Essen aufkommt, verpflichten Sie sich dazu, wenigstens eine Nachricht zu verschicken (sie braucht nichts mit Essen zu tun zu haben). Oder sehen Sie sich nach einem neuen Freund um. Nachdem Sie eine Nachricht versandt oder einen neuen Freund gefunden haben, bewerten Sie das Ausmaß Ihres Hungers erneut.

43 Hilfreiche Mittel und Wege, um Luft abzulassen

Wenn ich aufgebracht bin, esse ich normalerweise. Wenn ich meinem Frust gegenüber jemand anderem Luft machen kann, fühle ich mich meist besser. Manchmal nutze ich mein Tagebuch, um gegenüber mir selbst Luft abzulassen. Zu anderen Zeiten rufe ich meinen besten Freund an. Es ist viel gesünder und produktiver, Dampf abzulassen, als Junkfood zu mampfen.
TINA

Tina, die Tierärztin ist, rief von ihrem Handy aus ihre Schwester an, als sie auf dem Nachhauseweg von der Arbeit war. Sie erzählte ihrer Schwester von all den frustrierenden Ereignissen, die sie den Tag über erlebt hatte. Sie hatte eine Flut von Notfällen mit Haustieren und eine unerwartete Krise nach der anderen gehabt. Als sie zu Hause ankam, hatte sie nichts mehr zu berichten und fühlte sich viel besser. Sie musste es sich einfach von der Seele reden, um sich ohne Zuhilfenahme eines Snacks beruhigen zu können.

Es gibt viele verschiedene Wege, um Luft abzulassen. Manche Wege sind hilfreich, andere sind es nicht. Aggressive oder traditionelle Formen des Luftablassens, wie Sachen zu werfen oder auf ein Kissen einzuschlagen, können zuweilen Ihre Frustration und Ihren Ärger vergrößern (Bushman, 2002).

Eine hilfreiche und empfohlene Form des Luftablassens ist, Ihre Gefühle in Worte zu fassen. Das bedeutet im Grunde genommen, Ihre Erfahrung und Ihre Gefühle einer anderen Person gegenüber zu artikulieren. Es fühlt sich zum Teil gut an, jemanden zu haben, der einem zuhört. Es gibt uns das Gefühl, wichtig zu sein, so als hätten wir etwas Wertvolles zu sagen. Wenn wir mit jemandem sprechen, sind wir zudem gezwungen, unsere Gefühle auf eine verständliche Art und Weise darzulegen. Sie müssen Ihre durcheinandergeratenen Emotionen so ordnen, dass sie für jemand anderen einen Sinn ergeben. Wenn Sie Luft ablassen, erklären Sie jemandem, warum Sie so aufgebracht sind – das kann zu vielen Einsichten und Aha-Momenten führen.

Eine Freundin, ein Kollege oder ein Verwandter, der Ihnen erlaubt Luft abzulassen, schenkt Ihnen seine Zeit und Aufmerksamkeit. Sie ermöglichen Ihnen, dass Sie sich auf geregelte und gefahrlose Art und Weise ausdrücken. Versuchen Sie dies zu berücksichtigen und versuchen Sie, offen für ihre Vorschläge und Sichtweisen zu sein.

Beachten Sie bitte, dass Luftablassen etwas anderes ist, als Probleme zu lösen. Wenn Sie Luft ablassen, versuchen Sie im Grunde nicht, die Situation zu berichtigen. Realistisch gesehen sind manche Situationen weder zu berichtigen noch zu ändern. Sie können Ihre Chefin beispielsweise weder loswerden noch verändern. Sie müssen einen Weg finden, mit ihr auszukommen. Ihre beste Option ist möglicherweise, wegen ihrer lästigen Angewohnheiten Luft abzulassen.

Wenn Luftablassen etwas Hilfreiches und nichts Schädliches sein soll, vergessen Sie nicht, dass Sie vorsichtig sein müssen, wen Sie sich zum Luftablassen aussuchen. Die beste Person zum Herauslassen Ihrer Gefühle ist eine enge Freundin oder ein vertrautes Familienmitglied. Außerdem gibt es einige wichtige Regeln, wem gegenüber Sie niemals Luft ablassen sollten. Viele Menschen haben den Fehler begangen, ihrem Unmut am Arbeitsplatz Luft zu machen, wobei jemand vom Management zufällig mithörte. Oder Ihre Probleme könnten zum Bürotratsch werden. Das macht die Dinge nur noch schlimmer. Eine weitere Regel ist, nicht gegenüber einer Person Luft abzulassen, die Ihnen Kummer bereitet. Luftablassen kann allzu leicht als Angriff aufgefasst werden, auch wenn es nicht so gemeint ist. Das würde den Zweck des Ganzen verfehlen.

Selbstberuhigungsmethode
Anleitungen zum Luftablassen

Wenn Sie eine Freundin anrufen, um Luft abzulassen, lassen Sie sie sofort wissen, worum Sie sie bitten. Seien Sie präzise. Beginnen Sie das Gespräch mit: „Ich ärgere mich so darüber, dass ich aus emotionalen Gründen gegessen habe. Ich rufe an, weil ich jemanden brauche, um ..." An dieser Stelle füllen Sie die Lücke aus. Vielleicht möchten Sie Gehör finden, Beifall oder einen Realitätscheck. Enge Freunde meinen manchmal, sie müssten Sie aufrichten oder Ihnen Ratschläge erteilen. Doch die Person, die Ihnen beim Luftablassen zuhört, braucht nur zuzuhören und braucht Ihnen weder Ratschläge zu erteilen noch muss sie versuchen, Ihre Situation zu ändern.

Falls Sie niemanden haben, bei dem Sie Luft ablassen können, überlegen Sie, jemandem einen Brief zu schreiben, dem Sie Ihren Kummer erzählen möchten. Geben Sie diesen Brief aber nicht auf. Es ist sicherer, einen Brief zu schreiben als eine E-Mail, besonders wenn Sie ihn nicht abschicken. Es ist zu einfach und verführerisch, E-Mails zu versenden. Falls dies zu anstrengend klingt, können Sie mit einem Spiegel sprechen. Falls Sie nicht wissen, wie Sie anfangen sollen, stellen Sie sich zunächst die Frage: „Was an dieser Situation hat mich so wütend gemacht? Warum habe ich das Gefühl, es mir von der Seele reden zu müssen?"

44 Ganz allein mit einer Familienpackung Eiscreme

Wenn ich jetzt meine beste Freundin Marie anrufen könnte, würde sie mir irgendeinen harmlosen Tratsch erzählen, mich zum Kichern bringen und mich so amüsieren, dass ich mein albernes Verlangen nach Schokolade völlig vergessen würde. Doch sie hat morgen eine große Prüfung, und ich will sie nicht stören. Außerdem muss ich selbst damit fertig werden. Wäre sie wie ein siamesischer Zwilling an mich gebunden, dann würde es mir gut gehen. Ich hasse es, Essen als Ersatz für meine beste Freundin zu verwenden.
AMY

Manchmal hat man das Gefühl, man könnte sich nichts und niemand anderem zuwenden, als der Eiscreme in der Tiefkühltruhe. Es ist 2 Uhr morgens und Ihre beste Freundin ist in den Flitterwochen. Oder vielleicht sind Sie neu in der Stadt und haben noch keine engen Freundschaften geschlossen. Es gibt einfach niemanden, an den Sie sich zur Unterstützung wenden könnten, wenn Sie sie wirklich brauchen. Essgelüste warten nicht auf passende Augenblicke. Was also können Sie tun?

Dann müssen Sie ein wenig erfinderisch werden. Visualisieren Sie jemanden, der ganze Arbeit geleistet hat, Sie zu trösten. Das kann ein Elternteil sein, eine Freundin oder ein Lehrer. (Viele Lehrer sind erfahren darin, Schülern bei persönlichen Problemen zu helfen.) Es kann eine Person aus Ihrer Vergangenheit oder Gegenwart sein, und sie muss nicht einmal am Leben sein. Vielleicht war es Ihre Großmutter, die Sie in Ihrem Leben am meisten unterstützt hat. Obwohl sie seit einigen Jahren verstorben ist, vermissen Sie noch immer ihre tröstlichen Qualitäten und ihre Fähigkeit, dafür zu sorgen, dass Sie sich besser fühlen. Oder vielleicht ist es Ihr Therapeut, der Ihnen am meisten Trost bietet. Falls Sie in Therapie sind, können Sie vielleicht erraten, welche mitfühlenden und einfühlsamen Worte Ihr Therapeut verwenden würde, wenn Sie in seinem Sprechzimmer sitzen und darüber sprechen würden, wie unbehaglich Sie sich fühlen.

Die notwendigen Worte der Unterstützung können auch von jemandem kommen, den Sie nicht wirklich getroffen haben, wie eine Figur aus einem Buch oder einem Theaterstück. Sie kennen vielleicht die Philosophie und Wertorientierung des Autors. Wenn Sie beispielsweise ein Jane-Austen-Fan sind, haben Sie wahrscheinlich genug Bücher von ihr gelesen, um sich vorstellen zu können, welchen Rat sie Ihnen hinsichtlich Ihres Problems mit Ihrem Liebesleben geben würde.

Viele Menschen verinnerlichen die Stimmen derjenigen Menschen, die ihnen am nächsten sind. Oft sind sie sich nicht bewusst, welchen Einfluss diese Stimmen auf ihre Fähigkeit haben, sich selbst zu trösten. Wenn ich eine Klientin bitte, sich vorzustellen, was eine Freundin sagen würde, um sie aufzuheitern, kann sie es oft erraten. Linda antwortete zum Beispiel: „Ja, ich weiß, was meine Freundin Sarah sagen würde, wenn ich so deprimiert wie heute wäre. Sie würde sagen: ‚Mädchen, du hast jetzt genug Trübsal geblasen. Ich zehn Minuten bist du ausgehbereit. Wir gehen shoppen.'" Was ich damit sagen will, ist Folgendes: Eine Person muss nicht physisch anwesend sein, um sich mit Ihnen zu unterhalten, sodass Sie von ihren tröstenden Worten profitieren können.

Selbstberuhigungsmethode

Sprechen Sie es aus

Wenn Sie einen harten Tag hatten und niemand da ist, der Ihnen zu einem besseren Gefühl verhilft, ohne auf Essen zurückzugreifen, können Sie diese Übung auf eine der zwei folgenden Weisen machen:

- Schreiben Sie es auf. Schreiben Sie einen Brief mit blauem Stift. Beschreiben Sie Ihre Gefühle in anschaulichen Details. Dann nehmen Sie einen andersfarbigen Stift, um eine Antwort zu schreiben. Die Antwort sollte aus der Perspektive eines tröstenden Freundes oder Elternteils geschrieben sein. Die unterschiedliche Farbe des Stiftes erinnert Sie daran, in der Stimme der anderen Person zu bleiben.

- Rollenspiel. Wenn Sie eine visuell veranlagte Person sind, stellen Sie sich vor einen Stuhl. Stellen Sie sich vor, Ihre Freundin säße auf dem Stuhl. Wenn Sie wollen, können Sie sogar aufstehen und sich selbst auf den Stuhl setzen, so als seien Sie die Freundin. Vielleicht fühlen Sie sich albern, doch wahrscheinlich werden Sie nach ein paar Minuten die Rolle Ihrer Freundin einnehmen. Und für den Fall, dass Sie das Rollenspiel zum Lächeln bringt, wäre das denn so schrecklich?

Ihr Haustier und bedingungslose Liebe

Mein Hund ist mein bester Freund und mein Therapeut. Wenn Lucky hört, wie ich die Kühlschranktür öffne, kommt er angelaufen. Er wirft mir diesen tief besorgten Blick zu. Lucky weiß immer Bescheid, wenn es mir schlecht geht. Ich bin Lucky dafür dankbar, dass er auf mich aufpasst, und ich streichele solange sein Fell, bis mein sinnloses Verlangen nach Essen verschwindet. Sein weiches Fell ist beruhigend. Ich lasse meinen ganzen Frust über Essen heraus und wie sehr ich mir wünsche, dass dieses Problem einfach verschwinden würde. Lucky verdreht niemals die Augen oder hört auf, mir zuzuhören, wie manche Menschen in meinem Leben. Er kuschelt sich auch dicht an mich und scheut nie vor meiner Berührung zurück. Ich weiß nicht, was ich ohne ihn tun würde.
JACKIE

Wenn Sie einen harten Tag hatten, gibt es keine bessere Medizin, als mit dem besten Freund des Menschen zu kuscheln. Das ist nicht nur ein guter Ratschlag, sondern eine wissenschaftliche Tatsache. Haustiere verfügen über große Heilkräfte und sind therapeutisch unglaublich wertvoll (Lilienfeld & Arkowitz, 2008).

Ein Haustier kann neben Ihrer besten Freundin auch einer Ihrer größten Schätze sein, um Trost zu finden, ohne Zuflucht in Essen zu suchen. Wenn Sie sich aus einem Gefühl der Leere, Einsamkeit oder Langeweile heraus zu Essen hingezogen fühlen, kann Ihre Beziehung zu Ihrem Haustier entscheidend sein, um darüber hinwegzukommen. Mit einem Haustier können Sie eine ganz gradlinige und unkomplizierte Beziehung haben. Keine Spielchen. Keine Beschimpfungen. Es ist eine zuverlässige Beziehung.

Noah ist ein kürzlich geschiedener Lehrer. Er entdeckte, dass Haustiere sehr gut zuhören und Geheimnisse für sich behalten können. Wenn er sich über seine Exfrau ärgert (die kürzlich eine Affäre hatte, die zu ihrer Scheidung führte), redet er immer mit seinem Hund darüber. Noahs Hund Rocky besaß die verblüffende Fähigkeit, Noahs Gefühle zu kennen. Rocky konnte Noahs Verzweiflung spüren und versuchte oft, Noah in bessere Stimmung zu bringen. Öffnen Sie sich, so wie Noah, Ihrem Haustier gegenüber. Es wird helfen.

Menschen, die zusammen mit Haustieren leben, sprechen oft davon, welche gesellschaftlichen Vorteile ein Haustier mit sich bringt. Sie helfen Ihnen beispielsweise oft, mit zufälligen Begegnungen ins Gespräch zu kommen. Wenn Sie Essgelüste haben, dann verbringen Sie Zeit mit Ihrem Hund im Park und sprechen Sie Leute an, die mit Ihrem Hund reden. Eine meine Klientinnen nimmt ihre Katze zu Familienfeiern mit. Die Katze dämpft familiäre Spannungen und lenkt davon ab.

Selbstberuhigungsmethode

Beruhigende Momente mit Ihrem Haustier

- Wenn Sie heftige Gelüste nach Wohlfühlessen haben, sollten Sie mindestens zehn Minuten oder länger einen Spaziergang mit Ihrem Hund machen. Die körperliche Betätigung wird Ihnen helfen, sich besser zu fühlen. Und die Zeit, die Sie mit Ihrem Hund oder Ihrer Katze verbringen, kann Ihnen vielleicht die bedingungslose Liebe geben, nach der Sie sich im Grunde sehnen.

- Wenn Sie eine Katze haben, können Sie etwas zum Spielen, wie eine Angelrute, eine Feder oder einen quietschenden Ball, griffbereit haben. Es gibt nichts Besseres, um nicht mehr an Ihre Sorgen zu denken, als Ihr Haustier beim fröhlichen Herumtollen mit einem Spielzeug zu beobachten.

- Was ist, wenn Sie nicht genug Energie haben, um mit Ihrem Haustier zu spielen? Das macht nichts. Das bloße Halten oder Streicheln des Tierfells kann Ihre Herzschlagfrequenz verlangsamen und Ihren Blutdruck senken. Suchen Sie sich eine gemütliche Ecke und widmen Sie sich zehn Minuten lang Ihrem Haustier, indem Sie es streicheln und mit ihm sprechen.

- Haustierbesitzer wissen, dass Haustiere, ganz so wie Kinder, Struktur und Routine brauchen. Sie müssen jeden Tag etwa zur gleichen Zeit gefüttert und ausgeführt werden. Nutzen Sie dies zu Ihrem Vorteil. Wenn Sie nachmittags von einem Verlangen nach Snacks geplagt werden, beschäftigen Sie sich, indem Sie mit Ihrem Hund einen Spaziergang machen oder Ihre Katze bürsten. Essen Sie zusammen zu festgelegten Zeiten.

- Wenn Sie kein Haustier haben, können Sie sich eins ausleihen. Bieten Sie Ihrem Nachbarn an, seinen Hund auszuführen oder suchen Sie im Internet nach einem Hund, der ausgeführt werden muss.

- Wenn Sie kein Haustier haben, können Sie darüber nachdenken, sich eins zuzulegen, aber wählen Sie unbedingt ein Haustier, das zu Ihrem Charakter und Lebensstil passt. Wenn Sie ein Haustier aussuchen, das nicht zu Ihnen passt, wird das Ihre Bemühungen, gedankenloses Essen zu bezwingen, eher erschweren statt erleichtern. Oder gehen Sie in ein Tierheim und bieten Sie Ihre freiwilligen Dienste an.

 ## Versetzen Sie sich in die Rolle eines anderen

Ich habe im Fernsehen einen Bericht über eine Frau gesehen, die sich bei einem Verkauf von Oprah Winfreys Kleidern ein Paar von ihren Schuhen gekauft hatte. Immer wenn sie sich deprimiert oder einsam fühlte, zog sie sich die Schuhe an und stellte sich vor, was Oprah tun oder sagen würde. Es hat immer geholfen, ihre Stimmung aufzuhellen. Ich kann verstehen, warum das hilfreich ist. Ich habe Schauspielunterricht genommen und dabei gelernt, wie wertvoll es ist, zu versuchen, die Welt durch die Augen eines anderen zu betrachten. Wenn ich jemanden spiele, der sich sehr von mir unterscheidet, wie beispielsweise eine Motorradbraut oder jemanden aus der feinen Gesellschaft, studiere ich diese Figuren eingehend. Ich versuche zu verstehen, wer sie sind, was sie denken, wie sie sich fühlen und was sie antreibt. Die Methoden, die ich im Schauspielunterricht gelernt habe, helfen mir mit stressbedingtem Essen fertig zu werden. Ich habe mich in eine Person hineinversetzt, die nicht mit Essen zu kämpfen hat. Ich habe versucht zu verstehen und nachzuahmen, wie sich ein solcher Mensch verhalten würde. Nach einer Weile habe ich nicht mehr geschauspielert, ich war wirklich diese Person.
MELISSA

Sie beobachten jeden Tag Menschen um sich herum, um herauszufinden, wie man bestimmte Dinge tut. Nehmen wir einmal an, Sie gehen in ein Restaurant. Sie beobachten vielleicht die anderen Menschen, um herauszufinden, ob von Ihnen erwartet wird, Platz zu nehmen, oder ob Sie warten sollen, bis Sie zu Ihrem Tisch geleitet werden. Oder vielleicht entschließen Sie sich, nach Arbeitsschluss noch länger zu bleiben, weil Sie Ihre Kollegin immer noch an ihrem Schreibtisch sitzen sehen, wenn es an der Zeit ist, nach Hause zu gehen. Sie können durch Beobachten anderer viele hilfreiche Bewältigungsstrategien aufschnappen. Vielleicht fällt Ihnen auf, dass Ihre Schwägerin immer joggt, wenn sie einen anstrengenden Tag hatte. Oder dass Ihr Ehemann immer scherzhaft „Tja" sagt, wenn er einen Fehler macht. Sie können ausprobieren, ob sich die Bewältigungsstrategien anderer Menschen für Sie eignen.

Selbstberuhigungsmethode
Schauspielern Sie es weg

Beobachten Sie mindestens eine Woche lang Ihre Freunde, Familie und Kollegen. Richten Sie die Aufmerksamkeit auf positive Vorbilder, die sich ohne Essen trösten. Forschen Sie nach und befragen Sie sie, wie sie mit ihrer jeweiligen Situation umgehen. Machen Sie sich viele Notizen. Schreiben Sie auf, was sie sich sagen. Beobachten Sie ihre Körpersprache.

Nachdem Sie einige Bewältigungsstrategien beobachtet haben, können Sie sie anschließend ausprobieren, indem Sie Ihre Schauspielkünste einsetzen. Versuchen Sie es, auch wenn Sie kein besonderes Talent zum Schauspielern haben. Ahmen Sie die gesunden, erfolgreichen Verhaltensweisen nach, die Sie bei anderen Menschen sehen, um sich zu beruhigen.

Hier ist ein weiterer Weg, wie Sie das Schauspielern verwenden können: Wenn Sie in guter Stimmung sind, spielen Sie die Verhaltensweisen nach, mit denen Sie gefühlsbedingtes Essen erfolgreich vermeiden könnten. Spielen Sie zum Beispiel nach, wie Sie in die Küche gehen und den Kühlschrank öffnen, so als ob

Sie dabei wären, aus Stress zu essen. Doch dann verlassen Sie die Küche gleich wieder und lenken sich durch irgendetwas ab. Der Wert des Rollenspiels liegt darin, das Verhalten einzustudieren, damit es automatisch werden kann. Meine Klienten wiederholen oft den Spruch: „Tu so, als ob, und du wirst es." Manchmal muss man eine Verhaltensweise eine Zeit lang ausüben, bis sie natürlich und vertraut wird und leicht von der Hand geht.

Selbstberuhigungsmethode

Spiegelbild

Hier ist ein weiterer Weg, um Ihre schauspielerischen Fähigkeiten gut zum Einsatz zu bringen. Platzieren Sie gegenüber Ihrem Sitz einen leeren Stuhl. Die beiden Stühle repräsentieren Ihre beiden in Konflikt befindlichen Seiten: die Seite, die essen will, um sich wohlzufühlen, und die Seite, die ausschließlich zu festgelegten Essenszeiten essen will, wenn Sie hungrig sind. Vielleicht sind Sie in diesem Moment hin- und hergerissen, ob Sie sich aus Stress aufs Essen stürzen sollen. Setzen Sie sich auf den einen Stuhl, um für gefühlsbedingtes Essen zu argumentieren. Dann stehen Sie auf und setzen sich auf den anderen Stuhl, um gegen gefühlsbedingtes Essen zu argumentieren. Es ist wichtig, aufzustehen und sich physisch von einem Stuhl zum anderen zu bewegen. Wenn Sie Ihren Körper bewegen und Ihre Position verändern, hilft Ihnen das buchstäblich zu einer anderen Sicht der Dinge. Achten Sie darauf, wie sich Ihre Stimmung verändert, wenn Sie die jeweiligen Rollen einnehmen.

 **Blockaden für Essen aus Langeweile**

Ich probiere gern neue Dinge aus. Das war für mich nicht immer so. Ich hatte immer eine panische Angst vor Veränderungen. Ich klammerte mich an dieselben alten Dinge aus Angst, neue Dinge würden mir nicht gefallen. Jetzt bedaure ich, dass ich früher gegenüber Dingen nicht aufgeschlossener war. Meine Engstirnigkeit ließ mich viele Gelegenheiten verpassen. Wenn mir eine neue Idee in den Sinn kommt, schalte ich nicht länger auf stur. Diese Einstellung hat mir geholfen, kreative Wege zu finden, um nicht mehr aus Stress zu essen.
JIM

Essen Sie aus Langeweile? Falls Sie die Eintönigkeit einer langweiligen halben Stunde wegzuknabbern versuchen, ist es wichtig, Ihr Gehirn auf eine andere Weise zu stimulieren. Wenn Sie etwas Neues machen, ändern Sie nämlich die chemischen Vorgänge in Ihrem Gehirn. Empfindungen und Erfahrungen, mit denen Sie nie zuvor in Berührung gekommen sind, schaffen neue Nervenbahnen. Wenn Ihr Gehirn auf neuartige Weise stimuliert wird, macht Sie das intelligenter und hilft Ihnen beim Entwickeln kreativerer Problemlösungen einschließlich des Problems der Überernährung. Neue Dinge zu tun, ist auch eine Herausforderung. Es erfordert Ihre gesamte Aufmerksamkeit. Es ist schwierig, sich zu langweilen, wenn man sich eine neue Fähigkeit anzueignen versucht.

Wenn Sie ein Hobby ausprobieren, das Sie nie zuvor probiert haben, kann Ihnen das zudem helfen, neue Bekanntschaften zu schließen. Sie können Ihr soziales Netzwerk ausbauen, indem Sie bei einem neuen Verein oder einem Kurs mitmachen. Sie können einen Lehrer treffen, der Ihnen zeigen kann, wie man die neue Fähigkeit ausübt. Sie können neue Freunde finden. Wenn Sie etwas Neues ausprobieren, das außerhalb Ihrer normalen Routine liegt, werden Sie mit unterhaltsamen Geschichten versorgt, die Sie anderen erzählen können, was nützlich sein kann, wenn Sie unter die Leute gehen wollen, um nicht zu essen.

Selbstberuhigungsmethode
Probieren Sie etwas Neues und Innovatives

Es gibt kaum etwas Schlimmeres als das Gefühl, in einer Routine festgefahren zu sein. Wenn Sie etwas Ungewöhnliches tun, kann dadurch Ihre Energie auf Touren gebracht werden. Sorgen Sie dafür, dass Sie in der richtigen Gemütsverfassung sind, bevor Sie anfangen. Seien Sie nicht überrascht, wenn Ihr Verstand zwischen dem Wunsch nach etwas Neuem und der Rückkehr zum Vertrauten hin- und herwankt. Es ist eine normale menschliche Reaktion, Veränderungen zu widerstreben. Denken Sie zunächst daran, aufgeschlossen zu bleiben, selbst wenn Ihnen die neue Tätigkeit nicht gefällt. Sagen Sie sich: „Versuche es", „Bleib am Ball."

Sie wissen nicht, zu welchen neuen Ufern Sie aufbrechen sollen? Hier sind einige Vorschläge für neue Aktivitäten:

- Schlagen Sie buchstäblich eine neue Richtung ein. Biegen Sie auf dem Nachhauseweg links statt rechts ab. Nehmen Sie den landschaftlich schöneren Weg, der um Ihr Viertel herumführt. Haben Sie sich oft gefragt, was jenseits der nächsten Straße liegt? Schauen Sie mal nach. Wandeln Sie zu Fuß oder mit dem Auto auf unbekannten Wegen.

- Suchen Sie sich im Radio einen neuen Sender, den Sie sich anhören. Wenn Sie Rockfan sind, hören Sie sich Blues oder spanische Musik an. Es mag Ihnen zunächst vielleicht nicht gefallen. Versuchen Sie sich dem neuen Klang gegenüber zu öffnen. Stellen Sie den Sender nicht gleich wieder auf die altbewährten Programme um. Lassen Sie zumindest einige Songs spielen.

- Kaufen Sie sich das nächste Mal im Supermarkt eine Gemüse- oder Brotsorte, die Sie nie zuvor probiert haben. Oder kaufen Sie sich ein gewohntes Nahrungsmittel, aber mit einer Geschmacksrichtung, die Sie noch nicht probiert haben. Wenn Sie beispielsweise Salsa mögen, aber stets die milde kaufen, versuchen Sie etwas Schärferes.

- Kaufen Sie sich etwas Neues zum Anziehen. Wenn Sie immer Schwarz tragen, versuchen Sie es mit Rot. Probieren Sie etwas an, das gar nicht typisch für Sie ist, wie ein anders gestyltes Hemd oder eine anders geschnittene Hose. Wenn Sie ein Jeansträger sind, besorgen Sie sich ein schickes Outfit oder ein Paar sexy Schuhe.

- Sehen Sie sich in Ihrer Gemeinde nach Vereinen um. Halten Sie Ausschau nach einem Fahrradklub, einem Buchklub, einem Kräuter- oder Gartenverein oder einer Freiwilligenorganisation.

- Bereiten Sie etwas Gesundes ohne Fertigprodukte zu – einen Apfelmuskuchen, einen Weintraubensaft oder selbst gemachtes Müsli. Suchen Sie sich ein Rezept aus und gehen Sie in die Stadt zum Einkaufen.

Denken Sie daran, dass Ihr allgemeines Ziel das Ausweiten Ihrer Komfortzone ist. Sie werden vielleicht sorgfältig darüber nachdenken müssen, was wirklich neu für Sie ist und was ein Festhalten am Altbewährten ist, das Sie kennen und lieben.

48   Heilsame Berührung

Was brauche ich jetzt wirklich anstelle eines Schokoladenmilchshakes? Eine Umarmung. Ich brauche eine Person, die ihre Arme um mich legt und mir sagt, dass alles gut wird. Wenn ich das Verlangen habe, zu fressen wie ein Scheunendrescher, halte ich inne und frage mich, was wirklich dafür sorgen wird, dass ich mich besser fühle. Für gewöhnlich bitte ich meinen Mann, seine Arme um mich zu legen oder meinen Rücken zu massieren.
NELLY

Wenn Sie sich das nächste Mal darauf einlassen, zum Trost zu essen, denken Sie über die folgende Untersuchung nach. Sie liefert den überzeugenden Beweis, dass Kuscheln Ihnen viel mehr Trost spenden wird als ein Schokoladen-Brownie. Meist ist die Berührung einer Hand oder die Wärme einer Umarmung die Art von Trost, die Sie eigentlich suchen.

Eine sehr bekannte Studie des Psychologen Harry Harlow aus dem Jahr 1953 untersuchte die Bedeutung von Körperkontakt bei Tieren. Harlow trennte junge Rhesusäffchen von ihren Müttern und setzte sie anschließend in einen Käfig mit zwei potenziellen Ersatzmüttern. Eine dieser Mütter war aus Frottee, die andere aus Draht. Doch die Mutter aus Draht war in der Lage, die Babys durch Stillen mit Nahrung zu versorgen. Wenn die kleinen Äffchen verängstigt waren, rannten sie jedes Mal zu der Mutter aus Frottee, um Trost zu suchen. Nahrung war bei Weitem nicht so tröstlich wie die kuschelige Mutter aus Frottee, auch dann nicht, wenn die Äffchen hungrig waren (Suomi, van der Horst & van den Veer, 2008).

Natürlich gibt es zwischen Affen und Menschen Unterschiede. Doch die Untersuchung hat gezeigt, dass Trost durch Körperkontakt für alle Tiere ein biologisches Grundbedürfnis ist. Die Experimente von Harlow haben auch gezeigt, dass dem Bedürfnis nach einer Trost spendenden Beziehung und nach Körperkontakt sogar die gleiche Bedeutung zukommt wie dem Bedürfnis nach Nahrung.

Selbstberuhigungsmethode
Wohlig und warm

- Umarmen Sie und bitten Sie darum, umarmt zu werden. Fragen Sie zuerst nach, ob das in Ordnung ist. Eine Umarmung kann die persönliche Distanzzone und Grenze eines anderen verletzen. Wenn sich jemand weigert, von Ihnen berührt und umarmt zu werden, können Sie sich äußerst zurückgewiesen fühlen, und es kann Ihr Bedürfnis nach Trost noch weiter steigern.

- Falls Sie eine ganz sanfte Berührung brauchen, bitten Sie darum, Ihren Rücken zu streicheln oder Ihren Handrücken zu massieren.

- Falls niemand da ist, mit dem Sie kuscheln können, können Sie versuchen, sich zwischen zwei Kissen zu legen oder sich in einen Sitzsack einzuschmiegen.

 **Bieten Sie Ihre freiwilligen Dienste an**

Einmal im Monat gehe ich zu einem Obdachlosenasyl in der Nachbarschaft und helfe bei der Essensausgabe. Zuerst wollte ich das nicht machen. Doch nachdem ich das erste Mal hingegangen war, hat es mein Leben verändert. Es hat für mich das eine oder andere ins rechte Licht gerückt. Statt mich dafür zu geißeln, dass ich zu viel esse, habe ich begonnen, dankbar dafür zu sein, dass ich mehr als genug zu essen habe. Es hat mich angeregt, Essen mit einem Gefühl der Dankbarkeit zu konsumieren, statt mit einem Gefühl der Schuld. Hinzu kommt, dass ich nicht einmal beschreiben kann, wie fantastisch ich mich nachher fühle. Ich habe das Gefühl, für andere Menschen etwas getan zu haben, das sehr wichtig ist und das sie wirklich zu schätzen wissen. Ich erlebe kaum jemals dieses Gefühl der Dankbarkeit von anderen Menschen oder kenne Menschen, die so glücklich sind, mich zu sehen, wie die Menschen im Obdachlosenasyl.
BRAD

Hollywoodstars erregen durch ihre karitativen Bestrebungen rund um die Welt viel Aufmerksamkeit. Große Stars und kleinere Sternchen werden dabei fotografiert, wie sie hungrigen Menschen in Afrika Nahrungsmittel bringen und diplomatischen Frieden in Ländern zu schmieden versuchen, in denen Tag für Tag das Leben von Frauen und Kindern in Gefahr ist. Worum geht es dabei? Ist es einfach ein Versuch, Aufmerksamkeit zu erregen? In einigen Fällen mag das zutreffen. Aber ich würde die Vermutung wagen, dass die Gründe viel tiefer liegen. Jeder, der freiwillig Menschen geholfen hat, die weniger bemittelt sind, weiß, dass es nichts Befriedigenderes gibt, als im Leben eines anderen etwas zu bewirken. Geld kann Sie nur bedingt glücklich machen. Es kann eine Zeit lang für Zerstreuung sorgen, doch anderen zu helfen, macht aus Ihnen einen anderen Menschen.

Es gibt eine philosophische Debatte darüber, ob altruistische Gesten – Handlungen, bei denen man anderen hilft, ohne etwas im Gegenzug zu erwarten – wirklich selbstlose Handlungen sind. Wieso? Nun, anderen Menschen zu helfen, gibt Ihnen solch ein Gefühl der persönlichen Bereicherung, dass es schwerfällt, zu argumentieren, man bekäme nichts zurück.

Selbstberuhigungsmethode
Behilflich sein

Wenn Sie in einem emotionalen Loch stecken und Ihre Stimmung aufhellen wollen, ohne auf Essen zurückzugreifen, finden Sie einen Weg, etwas von sich zu geben.

- **Fangen Sie klein an.** Fördern Sie ein wenig das Selbstwertgefühl eines anderen, indem Sie ihm ein Kompliment machen. Denken Sie daran, dass das Lob aufrichtig sein muss. Machen Sie einer Kollegin, die besonders nett aussieht, ein Kompliment. Wenn Sie sehen, wie das Gesicht des anderen sich aufhellt, fühlen Sie sich prima.

- **Schauen Sie auf die Menschen um Sie herum.** Hilfe anzubieten, ist etwas, das wir jeden Tag tun können. Es erfordert weder besondere Mühe noch sehr viel Zeit. Fragen Sie sich, was hilfreich wäre – auch nur ein klein wenig. Sie können beispielsweise anbieten, eine Stunde lang auf das Kind Ihrer Nachbarin aufzupassen. Oder Sie können Ihre Nachbarn anrufen und fragen, ob sie irgendetwas aus dem Supermarkt benötigen, und ihnen anbieten, es ihnen mitzubringen. Halten Sie einer Frau, die ein Kind auf den Armen hält, oder einem Mann, dessen Hände nicht frei sind, die Tür auf. Tragen Sie einem älteren Menschen die Einkaufstüten zu seinem Auto. Laden Sie jemanden, der so aussieht, als brauchte er eine Pause, auf eine Tasse Kaffee ein.

- **Sehen Sie in den Gelben Seiten nach.** Im Telefonbuch stehen viele seriöse Hilfsorganisationen, mit denen Sie arbeiten könnten. Oder versuchen Sie es mit dem Internet. Rufen Sie Wohlfahrtseinrichtungen oder soziale Hilfsorganisationen an. Sie können Ihre Hilfe auch Ihrer Kirche oder Ihrem Stadtteilzentrum anbieten.

 ## Kontakt herstellen, selbst wenn Sie sich unter der Decke verkriechen wollen

Ich möchte mich einfach nur in meinem Haus verkriechen und niemals nach draußen gehen. Es ist viel zu anstrengend, irgendjemandem zu erklären, wie ich mich gerade fühle. Das Problem ist, wenn ich mich im Haus verbarrikadiere, fühle ich mich irgendwann einsam, und die Decke beginnt mir auf den Kopf zu fallen. Dann greife ich nach Essen, um mich zu zerstreuen. Ich bin eigentlich ein geselliger Mensch und würde mich wahrscheinlich besser fühlen, wenn ich mit jemandem reden könnte. Es fällt mir nur schwer, einen Anfang zu machen.
TAYLOR

Obwohl es außerordentlich heilsam ist, mit anderen Menschen in Kontakt zu treten, kann es sich zuweilen so anfühlen, als sei der Kontakt mit anderen zu anstrengend. Sie wissen zwar, dass es Ihnen helfen wird, mit anderen zu reden, trotzdem kann es sein, dass Sie weder interessiert noch motiviert sind, mit anderen in Kontakt zu treten. Und was machen Sie dann?

Wenn Ihnen der Umgang mit Menschen helfen würde, Ihr stressbedingtes Essbedürfnis zu mindern, Sie sich dem aber nicht gewachsen fühlen, können Sie Mittel und Wege finden, um behutsam damit zu beginnen, mit anderen in Kontakt zu treten. Hier sind einige hilfreiche Strategien, um Sie dazu zu bringen, aus dem Haus zu gehen.

Selbstberuhigungsmethode

Sich achtsam in Bewegung setzen

- Verabreden Sie sich. Planen Sie für die nahe Zukunft kurze Treffen mit anderen wie ein kurzes Mittagessen oder eine Kaffeepause. Vermeiden Sie es, sich zu etwas zu verpflichten, das viel Zeit in Anspruch nimmt. Allein das Wissen, dass Sie sich unter der Woche mit jemandem treffen werden, lässt Ihnen viel Zeit, sich mental darauf vorzubereiten, und es ist etwas, worauf Sie sich freuen können. Sagen Sie nicht ab! Wenn Sie erst einmal dort sind, werden Sie wahrscheinlich froh sein, dass Sie hingegangen sind.

- Lächeln Sie. Es ist sehr viel wahrscheinlicher, dass Menschen Umgang mit Ihnen pflegen, wenn sie sehen, dass Sie sie anlächeln. Es macht Sie sehr ansprechbar.

- Grüßen Sie Bekannte. Machen Sie einen Termin, um Ihre Haare schneiden zu lassen. Plaudern Sie mit Ihrer Friseurin. Besuchen Sie Ihr Lieblingsrestaurant und begrüßen Sie die Bedienung, die immer Ihre Bestellung aufnimmt. Fangen Sie ein Gespräch mit dem Busfahrer an. Diese Gespräche werden mit Sicherheit ganz unbeschwert sein, und es ist unwahrscheinlich, dass Sie sich durch sie besonders irritiert fühlen.

- Begeben Sie sich an Orte, wo Menschen naturgemäß zusammenkommen. Manchmal kann es helfen, von Menschen umgeben zu sein, selbst wenn Sie mit niemandem sprechen. Gehen Sie in eine Bücherei oder in ein Einkaufszentrum. Gehen Sie zum Fitnessstudio und sprechen Sie mit der Person neben Ihnen auf dem Laufband. Besuchen Sie einen Workshop oder einen Kurs. Das sind gute Orte, um unter Menschen zu sein, ohne dass Sie besonders gesellig sein oder besonders viel mit ihnen kommunizieren müssen.

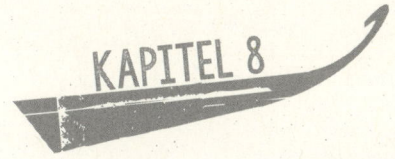

KAPITEL 8

Tröstende Hilfe für den Notfall

Falls Sie nicht wissen, wo Sie anfangen sollen, oder wenn Sie das Gefühl haben, festgefahren zu sein, suchen Sie sich aus jedem Kapitel in diesem Buch eine Methode aus und praktizieren Sie sie allesamt. Damit ist sichergestellt, dass Sie alle verschiedenen Aspekte Ihres Körpers und Geistes beruhigen und besänftigen. Falls ferner eine Methode an dem Tag, an dem Sie sie praktizieren, nicht funktioniert, probieren Sie sie zu einem anderen Zeitpunkt unbedingt noch einmal aus. An einem anderen Tag oder unter anderen Umständen kann dieselbe Methode eine positive Wirkung haben. Nachfolgend wird beschrieben, wie man die jeweiligen Methoden in jedem Kapitel anwendet.

Susan hatte einen sehr angespannten Tag an der Arbeit. Als sie nach Hause kam, war sie versucht, den übrig gebliebenen Schokoladenkuchen zu essen und sich mit Hilfe von Essen und Kalorien zu beruhigen. Da ihr Verlangen so stark war, wusste sie, dass sie einen narrensicheren Plan brauchte. Deshalb wählte sie aus jedem Kapitel Methoden aus, die sie in der Vergangenheit erfolgreich von stressbedingtem Essen ferngehalten hatten.

Um sich zu sammeln, begann sie mit einer raschen Atemübung (Atmen Sie sich zu innerer Ruhe, Punkt 3 im 3. Kapitel). Dann verbrachte sie fünf Minuten mit Aufzeichnungen in ihrem

Tagebuch (Tagebuchaufzeichnungen zur Stärkung der Immunität Ihrer seelischen Verfassung, Punkt 11 im 4. Kapitel). Anschließend wählte Susan eine Yogapose aus (Yoga für Anfänger, Punkt 23 im 5. Kapitel). Sie legte eines ihrer Lieblingsmusikstücke auf (Meditative Musik, Punkt 38 im 6. Kapitel). Abschließend schickte sie einem Freund eine E-Mail (Werden Sie zum Blogger, Punkt 42 im 7. Kapitel).

Selbstberuhigungsmethode
für die Hilfe im Notfall

Eine Schachtel für Inspirationen

Idealerweise nimmt man für diese Übung eine leere Schachtel Papiertaschentücher, aber man kann jede Art von Schachtel oder Gefäß nehmen. Sie werden aus den Methoden in diesem Buch eine Wundertüte machen. Besorgen Sie sich zunächst einen kleinen Stapel Papier. Schneiden Sie das Papier in Vierecke. Schreiben Sie auf jedes Papier den Namen einer Methode. Anschließend falten Sie jedes Viereck und stecken Sie es in die Schachtel.

Wenn Sie das Verlangen verspüren, zur Beruhigung zu essen, begeben Sie sich umgehend zu dieser Schachtel. Greifen Sie hinein und ziehen Sie wahllos eines der gefalteten Papiere heraus. Öffnen Sie es und lesen Sie es. Vertrauen Sie der Schachtel. Verpflichten Sie sich, die Methode auszuprobieren, ganz gleich, welche Sie aus der Schachtel herausziehen. Falls das nicht funktioniert, verpflichten Sie sich, ein anderes Viereck herauszuziehen und die Methode auszuprobieren. Falls das nicht klappt, verpflichte dich, noch ein weiteres Viereck herauszuziehen und diese Methode zu praktizieren. Die Chancen stehen sehr gut, dass Ihr Verlangen nach Essen abgeflaut sein wird, wenn Sie die drei Methoden absolviert haben.

Ein wichtiger Tipp: Bereiten Sie die Schachtel vor und haben Sie sie griffbereit, bevor Sie sie für diese Methode brauchen.

Selbstberuhigungsmethode
für die Hilfe im Notfall

Stellen Sie sich Ihren eigenen Baukasten zum Wohlfühlen zusammen

Stellen Sie sich einen Baukasten zusammen, auf den Sie zurückgreifen können, wenn Sie sofortige Hilfe benötigen. Gehen Sie noch einmal durch dieses Buch und stellen Sie sich die Materialien zusammen, die Sie zur Durchführung einiger der Methoden benötigen werden. Füllen Sie eine Box mit verschiedenen Dingen, die Ihnen beruhigenden Trost bieten, beispielsweise Ihr Tagebuch, eine Lotion, warme Socken, ein Teebeutel, ein bequemer Pullover und andere Dinge, von denen Sie wissen, dass sie Ihnen Trost bieten werden.

Auf die Plätze, fertig, beruhigen Sie sich

Neue Mittel und Wege, um Sie ohne Essen zu nähren, können lebensverändernd sein. Sie können Sie aus der mächtigen Umklammerung des gefühlsbedingten Essens befreien. Bevor Sie dieses Buch gelesen haben, sind Sie vielleicht ständig zum Kühlschrank gegangen, wenn Sie nicht wussten, wie Sie Ihre Bedrückung anders heilen können. Doch der Kühlschrank ist bloß eine große, kalte, mit Essen gefüllte Kiste. Er ist ein lausiges langfristiges Unterstützungssystem. Zu essen, um sich wohlzufühlen, ist, wie ein Pflaster auf eine klaffende Wunde zu legen.

Was Sie brauchen, ist, anstelle von Essen neue beruhigende Mittel und Wege zu finden, während das Problem sich von selbst löst. Sie können eine Vielzahl mentaler, physischer, meditativer, ablenkender und gesellschaftlicher Methoden zur Unterstützung verwenden, um sich durch schwierige Momente zu helfen. Das mag Zeit und Übung erfordern. Seien Sie geduldig und beharrlich, und Sie werden sich ändern. Sie werden Mittel und Wege finden, um sich zu trösten und zu beruhigen, die nicht mit dem Essen unerwünschter Kalorien verbunden sind. Wenn Sie sich also das nächste Mal durch einen allzu hektischen Tag ausgelaugt fühlen, denken Sie nicht daran, nach dem Stück Schokoladenkuchen zu greifen. Greifen Sie stattdessen nach diesem Buch, blättern Sie es durch und suchen Sie sich eine beruhigende Methode, die Ihnen von diesem Augenblick an helfen wird, Sie zu nähren und zu beruhigen.

Literaturverzeichnis

Baer, R. A. 2003. Mindfulness training as a clinical intervention: A conceptual and empirical review. *Clinical Psychology: Science and Practice* 10(2): 125–143.

Bellisle, F., and A. Dalix. 2001. Cognitive restraint can be offset by distraction, leading to increased meal intake in women. *American Journal of Clinical Nutrition* 74(2): 197–200.

Benson, H. 2001. Mind-body pioneer: The connection between your mind and body is stronger than you may think. *Psychology Today* 34(3): 56–59.

Boudette, R. 2006. Yoga in the treatment of disordered eating and body image disturbance: How can the practice of yoga be helpful in recovery from an eating disorder? *Eating Disorders* 14(2): 167–170.

Brown, K. W., R. M. Ryan, and J. D. Creswell. 2007. Mindfulness: Theoretical foundations and evidence for its salutary effects. *Psychological Inquiry* 18(4): 211–237.

Bushman, B. 2002. Does venting anger feed or extinguish the flame? Catharsis, rumination, distraction, anger, and aggressive responding. *Personality and Social Psychology Bulletin* 28(6): 724–731.

Cox N. H., R. K. Bernstein, and P. L. Hooper. 2000. Hot-tub therapy for type 2 diabetes mellitus. *New England Journal of Medicine* 342(3): 218–219.

Crum, A. J., and E. J. Langer. 2007. Mind-set matters: Exercise as a placebo. *Psychological Science* 18(2): 165–171.

Dallman, M. F., N. Pecoraro, S. F. Akana, S. E. La Fleur, F. Gomez, H. Houshyar, et al. 2003. Chronic stress and obesity: A new view of „comfort food." *Proceedings of the National Academy of Sciences* 100(20): 11696–11701.

Daubenmier, J. 2005. The relationship of yoga, body awareness, and body responsiveness to self-objectification and disordered eating. *Psychology of Women Quarterly* 29(2): 207–219.

Davidson, R. J., J. Kabat-Zinn, J. Schumacher, M. Rosenkranz, D. Muller, S. F. Santorelli, et al. 2003. Alterations in brain and immune function produced by mindfulness meditation. *Psychosomatic Medicine* 65(4): 564–570.

Epton, T., and P. R. Harris. 2008. Self-affirmation promotes health behavior change. *Health Psychology* 27(6): 746–752.

Esplen M. J., P. E Garfinkel, M. Olmsted, R. M. Gallop, and S. Kennedy. 1998. A randomized controlled trial of guided imagery in bulimia nervosa. *Psychological Medicine* 28(6): 1347–1357.

Freeman, L. M. Y., and K. M. Gil. 2004. Daily stress, coping, and dietary restraint in binge eating. *International Journal of Eating Disorders* 36(2): 204–212.

Golden, R. N., B. N. Gaynes, R. D. Ekstrom, R. M. Hamer, F. M. Jacobsen, T. Suppes, et al. 2005. The efficacy of light therapy in the treatment of mood disorders: A review and meta-analysis of the evidence. *American Journal of Psychiatry* 162(4): 656–662.

Heatherton, T. F., and R. F. Baumeister. 1991. Binge eating as an escape from self-awareness. *Psychological Bulletin* 110(1): 86–108.

Hutcherson, C. A., E. M. Seppala, and J. J. Gross. 2008. Loving-kindness meditation increases social connectedness. *Emotion* 8(5): 720–724.

Jones, K. E., R. K. Johnson, and J. R. Harvey-Berino. 2008. Is losing sleep making us obese? *Nutrition Bulletin* 33(4): 272–278.

Keeling, M. L., and M. Bermudez. 2006. Externalizing problems through art and writing: Experience of process and helpfulness. *Journal of Marital and Family Therapy*. 32(4): 405–419.

Labbé, E., N. Schmidt, J. Babin, and M. Pharr. 2007. Coping with stress: The effectiveness of different types of music. *Applied Psychophysiology and Biofeedback* 32(3–4): 163–168.

Lilienfeld, S. O., and H. Arkowitz. 2008. Can animals aid therapy? *Scientific American Mind* 19(3): 78–79.

Macht, M. 2008. How emotions affect eating: A five-way model. *Appetite* 50(1): 1–11.

Marshall, N. S., N. Glozier, and R. R. Grunstein. 2008. Is sleep duration related to obesity? A critical review of the epidemiological evidence. *Sleep Medicine Reviews* 12(4): 289–298.

Moss, M. S., L. Hewitt, L. Moss, and K. Wesnes. 2008. Modulation of cognitive performance and mood by aroma of peppermint and ylang-ylang. *International Journal of Neuroscience* 118(1): 59–77.

Parker, G., I. Parker, and H. Brotchie. 2006. Mood state effects of chocolate. *Journal of Affective Disorders* 92(2–3): 149–159.

Polivy, J., and P. Herman. 2005. Mental health and eating behaviours: A bidirectional relationship. *Canadian Journal of Mental Health* 96(S3): 43–46.

Proulx, K. 2008. Experiences of women with bulimia nervosa in a mindfulness-based eating disorder treatment group. *Eating Disorders* 16(1): 52–72.

Setter, F., and S. Kupper. 2002. Autogenic training: A meta- analysis of clinical outcome studies. *Applied Psychophysiological Biofeedback* 27(1): 45–98.

Shapiro, S. L., D. Oman, C. E. Thoresen, T. G. Plante, and T. Flinders. 2008. Cultivating mindfulness: Effects on well- being. *Journal of Clinical Psychology* 64(7): 840–862.

Spoor, S. T. P., M. H. J. Bekker, T. Van Strien, and G. L. van Heck. 2007. Relations between negative affect, coping, and emotional eating. *Appetite* 48(3): 368–376.

Steptoe, A., E. L. Gibson, R. Vuononvirta, E. D. Williams, M. Hamer, J. A. Rycroft, et al. 2006. The effects of tea on psychophysiological stress responsivity and post-stress recovery: A randomised double-blind trial. *Psychopharmacology* 190(1): 81–89.

Suomi, S. J., F. C. P. van der Horst, and R. van der Veer. 2008. Rigorous experiments on monkey love: An account of Harry F. Harlow's role in the history of attachment theory. *Integrative Psychological and Behavioral Science* 42(4): 354–369.

Thorson, J. A., F. C. Powell, I. Sarmany-Schuller, and W. P. Hampes. 1997. Psychiatric health and sense of humor. *Journal of Clinical Psychology* 53(6): 605–619.

Tugade, M. M., B. L. Fredrickson, and L. F. Barrett. 2004. Psychological resilience and positive emotional granularity: Examining the benefits of positive emotions on coping and health. *Journal of Personality* 72(6): 1161–1190.

Wansink, B., M. M. Cheney, and N. Chan. 2003. Exploring comfort food preferences across age and gender. *Physiology and Behavior* 79 (4–5): 739–747.

Wardle, J., S. Sanderson, C. A. Guthrie, L. Rapoport, and R. Plomin. 2002. Parental feeding style and the intergenerational transmission of obesity risk. Obesity Research 10(6): 453–462.

Danksagung

Ich muss wie immer meinen Klienten, den Lesern der Reihe Achtsames Essen und meinen Freunden danken, die großzügigerweise ihre Strategien und Tipps mitgeteilt haben, wie man innere Ruhe ohne Essen findet. Ihre Geschichten inspirieren mich stets, weiter daran zu arbeiten, hilfreiche Wege zu finden, um Leid zu lindern, das durch Essstörungen verursacht wird. Ich hoffe inständig, dass Sie durch das Lesen dieses Buches einige nützliche Strategien hinzugewinnen werden, um sich selbst zu trösten und zu ermuntern.

Mein Dank geht an jene Menschen, die am meisten zu meiner inneren Ruhe beitragen: John Bowling, Brooklyn Bowling, Dr. Victoria Gould, Jane Lindquist Lesniewski. Betsy Beyer Swope, Dr. Jason Greif, Eric Lingenfelter, Dr. Angela Albers, Linda Serotta, Carmela und Dr. Thomas Albers und John, Rhonda und Jim Bowling.

Ohne die Herausgeber und Mitarbeiter bei New Harbinger Publications wäre dieses Buch nicht verwirklicht worden. Ein besonderer Dank geht an Catharine Sutker und Kayla Sussell.

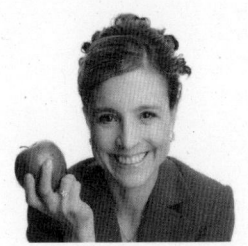

Autorin

Susan Albers, Psy.D., ist lizenzierte klinische Psychologin im Cleveland Hospital, wo sie sich auf Essprobleme, Gewichtsverlust, Körperwahrnehmung und Achtsamkeit spezialisiert. Nach ihrem Magisterabschluss und ihrer Promotion an der Universität von Denver absolvierte S. Albers ein Praktikum an der University of Notre Dame und schloss ihre Habilitation an der Stanford University ab. Albers ist Autorin von *Ein Leben im Gleichgewicht: Buddhas Weg achtsamen Genießens*, *Mindful Eating 101* und *Essen, trinken, achtsam genießen*. Sie ist Diät- und Fitness-Coach bei America Online. Albers' Werk wurde in O, The Oprah Magazine, Family Circle, Self und dem Wall Street Journal zitiert, und sie leitet international Kurse über achtsames Essen. Besuchen Sie ihre Webseite *www.sootheyourselfwithoutfood.com*.

Weitere Literatur aus dem Arbor Verlag

Sasha Loring
Abnehmen mit Achtsamkeit und Mitgefühl
Der genussvolle Weg, das Gewicht zu regulieren

Abnehmen mit Achtsamkeit und Mitgefühl lädt Sie ein, sich selbst und die Art, wie Sie über Essen denken, in einem neuen Licht zu sehen.

Unser Essverhalten ist geprägt von Gewohnheitsmustern, lange zurückliegenden Erfahrungen sowie Gefühlen und Gedanken über uns selbst. Vielen von uns fällt es daher schwer, kontrolliert, bewusst und achtsam zu essen. Doch dafür brauchen wir uns nicht zu verurteilen oder gar zu schämen.
Unsere Beziehung zum Essen kann stattdessen von Vertrauen, Freude, Genuss und nachhaltiger Gesundheit geprägt sein – ganz ohne Diät, doch mit unerschütterlicher Freundlichkeit zu uns selbst. *Abnehmen mit Achtsamkeit und Mitgefühl* zeigt Ihnen, wie es geht.

ISBN 978-3-86781-077-7

Susan Albers

Die Schokolade habe ich mir jetzt aber verdient!

Die 50 häufigsten Diät-Ausweichmanöver und wie man ihnen nicht auf den Leim geht

Wir sind sehr kreativ, wenn es darum geht, unser Frustessen zu rechtfertigen und achtsame, ausgeglichene und gesunde Essgewohnheiten zu vermeiden. Wir kommen nach einem stressigen Tag nach Hause und denken: „Diese Schokolade habe ich mir jetzt aber verdient!" oder wir sind längst satt, aber dennoch davon überzeugt: „Ich kann nicht aufhören zu essen – es schmeckt einfach zu gut!"

Für einen kurzen Moment befriedigt das Essen – tröstet und entspannt uns –, bis es schwer im Magen liegt und sich dann nach einiger Zeit auf der Waage bemerkbar macht.

Susan Albers, eine der entspanntesten Expertinnen auf dem Gebiet des achtsamen Essens, zeigt uns, wie wir unsere Tricks und Kniffe nach und nach entlarven können, um sie irgendwann gar nicht mehr zu brauchen. Denn es gibt Alternativen, die es uns leicht machen, nicht zur Süßigkeitenpackung oder in den Kühlschrank zu greifen.

ISBN 978-3-86781-084-5

Jan Chozen Bays

Achtsam essen

Vergiss alle Diäten und entdecke
die Weisheit deines Körpers

Achtsam essen unterstützt uns darin, wieder selbstverständlich und unverkrampft zu speisen.
Im Kontext aktueller ernährungswissenschaftlicher Forschungsergebnisse legt uns Jan Chozen Bays in großer Klarheit dar, was Achtsamkeit ist und wie sie uns in Ernährungsfragen heilend leiten kann. Zahlreiche Übungen und Anregungen laden uns ein, mit uns und unserer Nahrung in größerer Tiefe in Kontakt zu kommen. So kann es uns gelingen, in unseren existenziellen Kämpfen rund ums Essen mehr und mehr eine mitfühlendere Haltung uns selbst gegenüber einzunehmen.
Ganz gleich, ob Sie unter Übergewicht oder einer Essstörung leiden oder ihre Essgewohnheiten einfach nur bereichern wollen: Dieses Buch gibt uns hilfreiche Werkzeuge an die Hand, mehr aus unserem Leben zu machen, auch und gerade beim Essen.

Mit einem Vorwort von Jon Kabat-Zinn

ISBN 978-3-86781-003-6

Susan Albers

Ein Leben im Gleichgewicht

Buddhas Weg achtsamen Genießens

Manchmal essen wir wie von Sinnen, ein anderes Mal versuchen wir, die unbedingte Kontrolle über jedes Bröckchen Nahrung zu behalten, das wir zu uns nehmen. Aus dem Gleichgewicht, gelingt es uns nicht, uns angemessen zu ernähren.

Sanft, respektvoll und praktisch begleitet uns Susan Albers auf einer Reise nach innen, um Lösungen für unsere eigenen Essstörungen zu finden. Dabei erschließt uns *Ein Leben im Gleichgewicht* zugleich wesentliche spirituelle Dimensionen, die in unserem Verhältnis zum Essen so oft übersehen werden. Essstörungen können ein großer Lehrer sein, wenn wir nur innehalten und zuhören.

ISBN 978-3-86781-008-1

Online

Umfangreiche Informationen zu unseren Themen, ausführliche Leseproben aller unserer Bücher, einen versandkostenfreien Bestellservice und unseren kostenlosen Newsletter. All das und mehr finden Sie auf unserer Website.

www.arbor-verlag.de

Mehr von Susan Albers:

www.arbor-verlag.de/susan-albers

Seminare

Die gemeinnützige *Arbor-Seminare gGmbH* organisiert regelmäßig Seminare und Weiterbildungen mit führenden Vertretern achtsamkeitsbasierter Verfahren. Nähere Informationen finden Sie unter:

www.arbor-seminare.de